Suat Tekin
Süleyman Sandal

Beslenmenin Hipotalamik Kontrolünde İrisin Hormonunun Etkileri

Suat Tekin
Süleyman Sandal

Beslenmenin Hipotalamik Kontrolünde İrisin Hormonunun Etkileri

İrisin ve Beslenme

Türkiye Alim Kitapları

Impressum / Künye
Bibliografische Information der Deutschen Nationalbibliothek: Die Deutsche Nationalbibliothek verzeichnet diese Publikation in der Deutschen Nationalbibliografie; detaillierte bibliografische Daten sind im Internet über http://dnb.d-nb.de abrufbar.

Deutsche Nationalbibliothek tarafından yayınlanan bibliyografik bilgiler: Deutsche Nationalbibliothek, bu yayını Deutsche Nationalbibliografie'de listeler; detaylı bibliyografik bilgi İnternet'te http://dnb.d-nb.de sitesinde mevcuttur.

Coverbild / Kitap kapağı resmi: www.ingimage.com

Verlag / Yayıncı:
Türkiye Alim Kitapları
ist ein Imprint der / yayınevinin bir ticari markasıdır
OmniScriptum GmbH & Co. KG
Bahnhofstraße 28, 66111 Saarbrücken, Deutschland / Almanya
Email / E-posta: info@omniscriptum.com

Herstellung: siehe letzte Seite /
Basım yeri: son sayfaya bakın
ISBN: 978-3-639-81371-5

Beslenmenin Hipotalamik Kontrolünde İrisin Hormonunun Etkileri

Yazarlar

Suat Tekin
Süleyman Sandal

İÇİNDEKİLER

TEŞEKKÜR

114S138 numaralı araştırmayla maddi destek sağlayan Türkiye Bilimsel ve Teknolojik Araştırma Kurumu (TÜBİTAK) teşekkür ederiz. Bu araştırma doktora diplomasına yönelik bir tez çalışmasıdır (Malatya, İnönü Üniversitesi-2015).

Suat TEKİN

Süleyman SANDAL

ÖZET

Beslenmenin Hipotalamik Kontrolünde İrisin Hormonunun Etkilerinin Araştırılması

Amaç: Hipotalamus, beslenmenin kontrolünde roller üstlenmiş bir merkezdir ve bu merkezde beslenme davranışını kontrol eden leptin, ghrelin, nöropeptid Y (NPY) ve proopiomelanokortin (POMC) başta olmak üzere birçok peptidin aktif rol aldığı bilinmektedir. İrisin 2012 yılında Boström vd., tarafından peptid yapılı bir miyokin olarak tanımlanmıştır. Bu çalışma ile irisinin, beslenme davranışı üzerine etkileri NPY, POMC ve UCP2 mRNA ifadeleri ile bu genlere ait protein düzeyleri ilişkilendirilerek açıklanması amaçlanmıştır.

Materyal ve Metot: Çalışmada ağırlıkları 240-325 gr olan 40 adet *Wistar-Albino* cinsi erkek sıçan kullanıldı. Sıçanlar eşit olarak 4 gruba ayrıldı (n=10): Kontrol grubuna herhangi bir uygulama yapılmadı, sham kontrol grubuna ozmotik mini pompa implante edildi ve 10µl/saat hacminde 7 gün süresince yapay beyin omurilik sıvısının (irisinin çözücüsü) infüzyonu gerçekleştirildi. Uygulama gruplarına ise 7 gün süreyle irisinin, fizyolojik (10 nM) ve farmakolojik (100 nM) dozları 10 µl/saat hacminde infüze edildi. Çalışma süresince hayvanlar kafeslerde bireysel olarak tutuldu, hayvanların günlük yem ve su tüketimleri ile vücut ağırlıkları takip edildi. Yedi günlük infüzyon sonunda hayvanlara ötanazi uygulanarak beyin dokusu ve kan örnekleri toplandı. Toplanan kan örneklerinden ELISA yöntemiyle grupların serum leptin ve ghrelin seviyeleri, fotometrik yöntem ile grupların metabolik parametreleri (glukoz, kolestrol, trigliserit, HDL, LDL) ölçüldü. Alınan beyin dokularından (hipotalamus) RT-PCR yöntemiyle grupların UCP2, POMC ve NPY mRNA düzeyleri, Western blot yöntemiyle de bu genlere ait protein miktarları belirlendi.

Bulgular: Uygulanan irisinin her iki konsantrasyonu (10 ve 100 nM) sıçanların günlük yem tüketimini arttırdı ($p<0.05$) ancak vücut ağırlığında ve su tüketiminde anlamlı bir değişime neden olmadı. İrisinin serum leptin seviyesini azalttığı ($p<0.05$), ghrelin seviyesini ise arttırdığı gözlendi ($p<0.05$). Uygulanan irisin NPY ve UCP2 seviyelerini arttırırken, POMC seviyesinde azalmaya neden oldu ($p<0.05$). Ayrıca irisinin serum glukoz ve HDL seviyesini azalttığı buna karşın LDL, kolestrol ve TG seviyelerinde ise artışa sebep olduğu görüldü ($p<0.05$).

Sonuç: Tüm bu bulgular irisinin iştahı arttırdığını ancak artan yem tüketimine rağmen vücut ağırlığını değiştirmediğini göstermektedir.

Anahtar Kelimeler: İrisin, vücut ağırlığı, yem tüketimi, NPY, POMC, UCP2

ABSTRACT

Investigation of the effects of irisin hormone on the hypothalamic control of feeding

Aim: Hypothalamus undertakes important roles in the control of feeding, and in this center, taking active roles of leptin, ghrelin, neuropeptide Y (NPY), proopiomelanocortin (POMC) and many other peptides controlling feeding behavior is known. Boström et al. identified irisin as a myokine in 2012. This study intends to clarify possible effects of the irisin on feeding behavior with gene expression of NPY, POMC UCP2 and their protein levels.

Material and Method: In this study, 240-325 g in weight of 40 male Wistar-Albino rats were used. Rats were evenly separated into four groups (n=10). Osmotic mini-pumps were implanted to lateral ventricule and artificial cerebrospinal fluid (vehicle; sham group), 10 and 100 nM concentrations of irisin were infused for 7 days. Throughout the experimental period, the rats were kept in individual cages, and body weight, food and water consumption of the animals were daily recorded. At the end of the seven day infusion the animals were killed, and the brain tissue and blood samples were collected. Serum leptin and ghrelin levels of the groups were measured from blood samples by ELISA method and metabolic parameters (glucose, cholesterol, triglycerides, HDL, LDL) using a photometric method. UCP2, POMC and NPY mRNA levels from brains tissues (hypothalamus) and the protein analysis of these genes were determined by Real Time-PCR and Western blot methods, respectively.

Results: All concentrations of irisin (10 and 100 nM) increased the daily food intake of the rats ($p<0.05$); but they did not cause a significant change in body weight and water consumption. Irisin reduced the levels of serum leptin ($p<0.05$), and it increased ghrelin levels ($p<0.05$). Administration of irisin increased NPY and UCP2 levels while it decreased POMC levels ($p<0.05$). In addition, although irisin decreased the levels of serum glucose and HDL, it increased LDL, cholesterol and TG levels ($p<0.05$).

Conclusion: All these findings indicated that irisin increased the appetite, however it did not change body weight despite increasing feed consumption.

Keywords: Irisin, body weight, food intake, NPY, POMC, UCP2

SİMGELER VE KISALTMALAR DİZİNİ

aa	: Amino asit
ACTH	: Adrenokortikotropik hormon
ADH	: Antidiüretik hormon
AgRP	: Aguti ilişkili peptid
A-P	: Anterior-Posterior
ARN	: Arkuat nükleus
AV3V	: Üçüncü ventrikülün anteroventral bölgesi
BOS	: Beyin omurilik sıvısı
cAMP	: Siklik adenozin monofosfat
CRH	: Kortikotropin serbestleştirici hormon
EIA	: Enzim immuno assay
ELISA	: Enzim-linked immuno sorbent assay
FSH	: Folikül uyarıcı hormon
GH	: Büyüme hormonu
GHIH	: Büyüme hormonu baskılayıcı hormon
GHRH	: Büyüme hormonu serbestleştirici hormon
GnRH	: Gonadotropin serbestleştirici hormon
icv	: İntraserebroventriküler
ip	: İntraperitonal
iv	: İntravenöz
LH	: Lüteinleştirici hormon
MN	: Magnosellüler nöron
MPN	: Medial preoptik nükleus
MSS	: Merkezi sinir sistemi
NPY	: Nöropeptid Y
PIF	: Prolaktin baskılayıcı hormon
PN	: Parvoselüler nöron
POMC	: Proopiyomelanokortin
PVN	: Paraventriküler nükleus
SF	: Serum fizyolojik
SON	: Supraoptik nükleus
TRH	: Tirotropin serbestleştirici hormon

TSH	: Troid uyarıcı hormon
UCP	: Eşleşmemiş protein
UV-C	: Ultraviale-C
yBOS	: Yapay beyin omurilik sıvısı

ŞEKİLLER DİZİNİ

TABLOLAR DİZİNİ

Tablo No **Sayfa No**

1. GİRİŞ

Besin alımı, beyin içindeki merkezi effektörler tarafından kontrol edilmekte ve çevreden gelen endokrin ve sinirsel sinyaller ile metabolik bir süreç içinde düzenlenmektedir (1). Hayvanlar üzerinde yapılan beyin lezyon çalışmalarında, vücut ağırlığı ve besin alımının kontrolünde hipotalamus bölgesinin önemli roller üstlendiği tespit edilmiştir (2, 3). Hipotalamusun ürettiği nöropeptitlerin, beslenmeyi uyardığı (oreksijenik faktörler) veya engellediği (anoreksijenik faktörler) gösterilmiştir (2, 4). Bu peptid sistemlerin her birinin diğerini etkilediği bilinmekte, aynı zamanda da peptidlerin çevresel sinyallere duyarlı olduğu ileri sürülmektedir (5). Böylece enerji harcanması, besin alımının düzenlenmesi ve vücut enerji deposunun durumu hipotalamusun duyarlılığı ile belirlenmektedir (5). Vücuda alınan günlük enerjinin harcanandan fazla olması durumunda, harcanamayan enerji vücutta yağ olarak depolanmakta ve obezite başta olmak üzere birçok metabolik hastalığa neden olmaktadır (6). Multifaktöryel ve kompleks bir etiyolojiye sahip olan obezite, vücuda alınan ve harcanan enerji arasındaki dengenin alınan lehinde değişmesi sonucu vücutta yağ birikimi olarak tanımlanmaktadır (7, 8). Aşırı ve yanlış beslenme ile fiziksel aktivite yetersizliği de obezitenin en önemli nedenleri arasındadır. Günümüzde obezite ile mücadele kapsamında kişiler egzersiz, diyet, ilaç kullanımı ve cerrahi tedavi yöntemlerine sıklıkla başvurmaktadırlar. Ancak uygulanan yöntemlerin hiçbiri bu hastalığı kesin olarak ortadan kaldıran bir yöntem değildir. Bu nedenle de bu yöndeki çalışmalar halen güncelliğini korumakta ve ilginin bu alana yoğunlaşmasına sebep olmaktadır.

Hipotalamus nöronları arasında yoğun etkileşimler bulunmakta ve bu alanlar hep birlikte yeme davranışını kontrol etmektedir (9). Proopiyomelanokortin (POMC) nöronlarının aktifleşmesi yiyecek alınımını azaltıp enerji tüketimini arttırırken (10), nöropeptid Y (NPY) nöronlarının aktifleşmesi yiyecek alınımını artırıp enerji tüketimini azaltmaktadır (11, 12). Vücudun enerji depoları azaldığında iştahı uyaran NPY'yi serbestlemek için iştah açıcı nöronlar aktifleşir. Bu süreçte POMC nöronlarının ateşlenmesindeki azalmaya bağlı olarak melanokortin aktivitesi azalır ve iştah kuvvetli şekilde uyarılır (13, 14).

Adiposit kaynaklı bir hormon olan leptin, beslenme ve enerji homeostazında önemli bir role sahiptir (15). Bu hormon primer olarak hipotalamik reseptörler üzerinden gıda alımını azaltır ve metabolik hızı artırır (16, 17). Ghrelin, gastrointestinal sistem tarafından üretilen, santral etki ile yeme davranışı ve vücut ağırlığının düzenlenmesinde görev alan diğer bir hormondur (18).

Son zamanlarda iskelet kası ve diğer dokular da dahil olmak üzere farklı endokrin dokular tarafından salgılanan çeşitli proteinlerin enerji metabolizması, vücut kompozisyonu ve insülin duyarlılığını etkilediği gösterilmiştir (19). Boström vd.'nin peptid yapılı bir miyokin olarak tanımladığı irisin, egzersiz sırasında kas dokudan salınan 206 aa sahip fibronektin tip III domain içeren protein 5 (FNDC5)'in 94 aa kaybetmesiyle oluşur (20). İrisinin uncoupling protein 1 (UCP1) seviyesini arttırarak beyaz yağ doku hücrelerini kahverengi yağ doku hücrelerine dönüştürdüğü gösterilmiştir (20). Aynı çalışmada farelere FNDC5 salgılatan adenoviral partiküller enjekte edilmiş ve irisin seviyesinin 3-4 kat artarak beyaz yağ dokusunda azalmaların olduğu ve buna kahverengi yağ doku gelişiminin eşlik ettiği gösterilmiştir (20). Bu etkiler enerji harcanması ile irisin arasında kuvvetli bir ilişkinin bulunabileceğini düşündürmektedir.

Mitokondriyal taşıyıcı protein ailesinden olan UCP'ler, mitokondrinin iç membranında eksprese edilirler (21). Bu proteinler mitokondriyal membranın fonksiyonunda ve glikoza cevap olarak hücresel enerji düzenlenmesinde rol alırlar (22). UCP'ler, protonu mitokondri matriksine pompalayarak oksidatif fosforilasyon aracılı adenozin tri fosfat (ATP) üretimini engeller ve böylece mitokondriyal proton gradiyentini azaltırlar (23). UCP'lerin farklı üyelerinin belirli hücre dağılımları vardır. UCP2 dalak, pankreas adacık hücreleri, akciğer, mide, beyaz yağ doku, beyin (özellikle hipotalamus) ve periferal nöronların dorsal kök gangliyonlarında eksprese edilir (24-28). UCP2'nin merkezdeki en önemli hedef bölgesi hipotalamustur. Beslenme davranışının merkezi düzenlenmesinde primer rol oynayan NPY ve Aguti-ilişkili protein (AGRP) nöronlarında UCP2'nin yoğun bir şekilde bulunduğu rapor edilmiştir (29). Andrews vd. yaptıkları bir çalışmada ghrelinin hipotalamusta UCP2 aracılı mitokondri sayısını arttırdığını gösterilmişlerdir (30).

İrisinin bilinen en önemli fizyolojik etkilerinden biri enerji harcanmasını arttırarak kahverengi yağ oluşumuna neden olmasıdır. Beyin omurilik sıvısında (BOS) irisin varlığının gösterilmesi (31) beslenmenin merkezi kontrolünde bu peptidin önemli roller üstlenebileceğini akla getirmektedir.

Bu çalışma da intraserebroventriküler (icv) irisin uygulanmasının beslenme davranışı üzerine etkilerinin araştırılması amaçlanmıştır. Çalışma sadece muhtemel bir etkinin varlığını göstermek için değil aynı zamanda etki mekanizmasının anlaşılmasına yönelik olarak planlanmıştır.

2. GENEL BİLGİLER

2.1. İrisin

2.1.1. Tarihçesi & İsimlendirilmesi

İrisinin varlığı Boström vd., tarafından 2012 yılında yayımlanan "A PGC1-α-dependent myokine that drives brown-fat-like development of white fat and thermogenesis" başlıklı çalışmayla ortaya konmuştur. Peptid kas dokudan diğer dokulara sinyal ilettiğinden dolayı, adını insanlara mutlu haber verdiğine inanılan Antik Yunan tanrıçası İris'ten almaktadır (20).

2.1.2. Biyokimyasal Yapısı

İrisin egzersiz esnasında iskelet kasında ki 206 aa'ya sahip FNDC5 molekülünün 94 aa'sını kaybetmesiyle meydana gelir (20). İrisinin oluşması için FNDC5 proteinini kesen enzim şu an için bilinmemekedir. İrisin 112 aa'dan oluşmuş, 12 kDa ağırlığında peptid yapılı bir hormondur (20). Peptidin aa dizilimi "Asp - Ser - Pro - Ser - Ala - Pro - Val - Asn - Val - Thr - Val - Arg - His - Leu - Lys - Ala - Asn - Ser - Ala - Val - Val - Ser - Trp - Asp - Val - Leu - Glu - Asp - Glu - Val - Val - Ile - Gly - Phe - Ala - Ile - Ser - Gln - Gln - Lys - Lys - Asp - Val - Arg - Met - Leu - Arg - Phe - Ile - Gln - Glu - Val - Asn - Thr - Thr - Thr - Arg - Ser - Cys - Ala - Leu - Trp - Asp - Leu - Glu - Glu - Asp - Thr - Glu - Tyr - Ile - Val - His - Val - Gln - Ala - Ile - Ser - Ile - Gln - Gly - Gln - Ser - Pro - Ala - Ser - Glu - Pro - Val - Leu - Phe - Lys - Thr - Pro - Arg - Glu - Ala - Glu - Lys - Met - Ala - Ser - Lys - Asn - Lys - Asp - Glu - Val - Thr - Met - Lys - Glu" şeklindedir. İrisinin farklı sayıda aa dizisine sahip (39, 49, 53, 70 ve 112 aa) formları bulunmaktadır ancak hangi formunun biyolojik olarak daha aktif olduğu ve formların farklı fizyolojik rollere sahip olup olmadığı bilinmemektedir. 39 aa'dan oluşan irisin formunun aa dizilimi "Asp - Ser - Pro - Ser - Ala - Pro - Val - Asn - Val - Thr - Val - Arg - His - Leu - Lys - Ala - Asn - Ser - Ala - Val - Val - Ser - Trp - Asp - Val - Leu - Glu - Asp - Glu - Val - Val - Ile - Gly - Phe - Ala - Ile - Ser - Gln – Gln" şeklinde, 49 aa'dan oluşan irisin formunun aa dizilimi "Asp - Leu - Glu - Glu - Asp - Thr - Glu - Tyr - Ile - Val - His - Val - Gln - Ala - Ile - Ser - Ile - Gln - Gly - Gln - Ser - Pro - Ala - Ser - Glu - Pro - Val - Leu - Phe - Lys - Thr - Pro - Arg - Glu - Ala - Glu - Lys - Met - Ala - Ser - Lys - Asn - Lys - Asp - Glu - Val - Thr - Met - Lys – Glu" şeklinde, 49 aa'dan oluşan irisin formunun aa dizilimi

"Asp - Val - Arg - Met - Leu - Arg - Phe - Ile - Gln - Glu - Val - Asn - Thr - Thr - Thr - Arg - Ser - Cys - Ala - Leu - Trp - Asp - Leu - Glu - Glu - Asp - Thr - Glu - Tyr - Ile - Val - His - Val - Gln - Ala - Ile - Ser - Ile - Gln - Gly - Gln - Ser - Pro - Ala - Ser - Glu - Pro - Val - Leu - Phe - Lys - Thr - Pro – Arg" şeklinde ve 70 aa'dan oluşan irisin formonun aa dizilim "Asp - Val - Arg - Met - Leu - Arg - Phe - Ile - Gln - Glu - Val - Asn - Thr - Thr - Thr - Arg - Ser - Cys - Ala - Leu - Trp - Asp - Leu - Glu - Glu - Asp - Thr - Glu - Tyr - Ile - Val - His - Val - Gln - Ala - Ile - Ser - Ile - Gln - Gly - Gln - Ser - Pro - Ala - Ser - Glu - Pro - Val - Leu - Phe - Lys - Thr - Pro - Arg - Glu - Ala - Glu - Lys - Met - Ala - Ser - Lys - Asn - Lys - Asp - Glu - Val - Thr - Met - Lys – Glu" şeklindedir (32).

Yapılan çalışmalarla insan ve farede ki (*Mus musculus*) irisin proteinin % 100 benzer olduğu diğer canlılarda ise bu benzerliğin önemli düzeyde korunduğunu belirlenmiştir (Şekil 2.1).

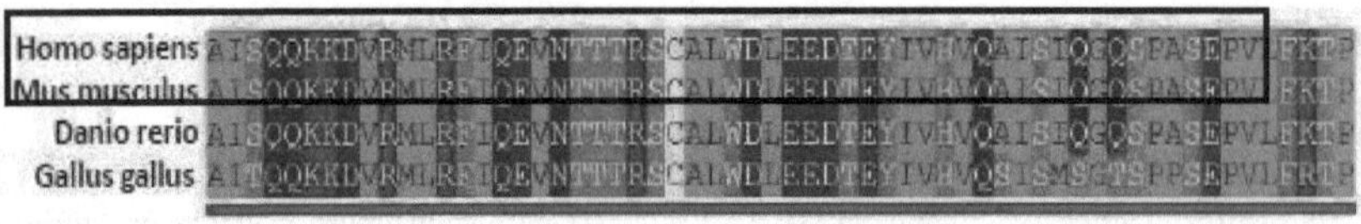

Şekil 2.1. Canlılardaki irisin hormonunun sekans dizilimlerinin karşılaştırılması (20).

2.1.3. Reseptörü

İrisinin üstelndiği rolleri açıklamaya yönelik çalışmaların sayısı giderek artmasına rağmen bu rollerin meydana gelmesine aracılık eden irisin reseptörü halen bilinmemektedir. Peptide ait reseptörü belirlemeye yönelik yapılan ilk çalışmada, irisinin bir hücre yüzey reseptörü aracılığıyla etkilerini gerçekleştirdiği ileri sürülmüştür (20). Başka bir çalışmada ise, ligand-reseptör etkileşimi için önemli olabilen irisin dimerleri gösterilmiştir (33). İrisinin etki ettiği reseptör veya reseptörlerin hangi dokularda bulunduğunun keşf edilmesi, irisinin fizyolojik öneminin anlaşılmasına önemli ölçüde katkı sağlayacaktır.

2.1.4. Dokulardaki Lokalizasyonu

İnsanlar üzerinde yapılan çalışmayla irisinin öncü formu olan FNDC5'in kas, perikardiyum, rektum ve beyin gibi dokular başta olmak üzere 47 farklı dokuda varlığı gösterilmiştir (34). İrisin ile ilgili ilk bilgiler egzersiz sırasında kas dokudan salgılandığı yönündedir. Ancak sonradan yapılan birçok çalışmayla peptidin kas doku dışında çok sayıda dokuda sentezinin olduğu ortaya konmuştur. Yapılan araştırmalar ile subkutan adipoz doku, beyin, kalp kası, testis, akciğer, dalak, mide, pankreas, insan anne sütü, tükürük, serebellumdaki purkinje hücreleri ve BOS'da irisin varlığı gösterilmiştir (35-37).

2.1.5. Sentezi & Salgılanması

FNDC5 gen ifadesinin artışına egzersiz tarafından uyarılan ve enerji harcanmasına neden olan peroksizom proliferatör aktive reseptör gama (PPARγ) ve PPARγ koaktivatör 1 alfa (PGC1-α) aracılık eder. PGC1-α enerji metabolizmasının programlanmasında arabulucudur ve birçok hücre tipinde mitokondriyal biyogenez ile oksidatif metabolizmayı kontrol eder (38, 39). PGC1-α aracılığı ile kas dokusundan sentezlendiği ve salgılandığı düşünülen beş farklı protein vardır: FNDC5, interlökin-15 (IL-15), vasküler endotelyal büyüme faktörü beta (VEGFβ), lösin-zengini alfa-2-glikoprotein-1 (Lrg1) ve metaloproteinaz doku inhibitörü-4 (TIMP4) (40). Yapılan çalışmalar transmembran FNDC5'in hücresel FNDC5'den daha büyük olduğunu bildirmektedir (20, 41). Bu durum araştırmacıların proteinin bir parçasının salgılanıp salgılanmadığını sorgulamalarına neden olmuştur. Bu yapıyı dikkate alan araştırmacılar FNDC5'in tip I membran protein olarak sentezlendiği, ardından proteolitik olarak kesildiği ve proteinin amino (N) terminal kısmının ekstrasellülar ortama bırakıldığı hipotezini ortaya atmışlardır. Bu varsayım doğrultusunda yapılan çalışmalar sonucunda, PGC1-α aracılığıyla iskelet kasından egzersiz esnasında FNDC5'in (aynı zamanda FRCP2 ve PeP olarak bilinir) salgılandığını ve bu proteinin bilinmeyen bir proteaz tarafından koparılarak irisinin meydana geldiğini ortaya koymuşlardır (Şekil 2.2).

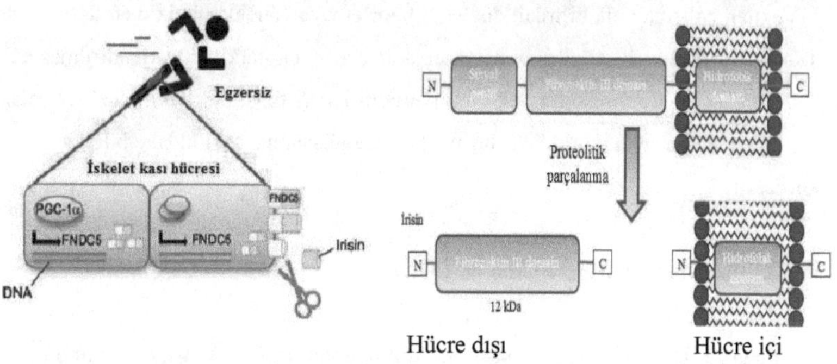

Şekil 2.2. FNDC5 molekülünün proteolitik parçalanmasıyla irisinin oluşumu (42, 43).

Yapılan araştırma ile irisinin meydana geliş şeklinin (bölünmesi ve serbestleşmesi) epidermal büyüme faktörü ve alfa dönüştürücü büyüme faktörü gibi transmembran polipeptidler ile benzer olduğu ortaya konmuştur (20).

2.1.6. Fizyolojik Rolleri

2.1.6.1. Egzersiz ile İlişkisi

Boström vd., irisinin keşfini duyurdukları çalışmalarında, farklı irisin fragmentlerinin insan ve fare plazmasında mevcut olduğunu ve iskelet kasındaki FNDC5 ifadesindeki değişimlerin bu yapıların seviyelerinde etkili olduğunu belirtmiştir. Çalışmada egzersiz sonrası iskelet kasındaki FNDC5 ekspresyon düzeyindeki artışa paralel olarak bir süre sonra dolaşımdaki irisin düzeyinin de artış gösterdiği bildirilmektedir (20).

İnsanlar üzerinde yapılan bazı çalışmalar Boström vd.,' yi destekler niteliktedir. Örneğin Kraemer vd., egzersiz sonrası ilk birkaç saat içerisinde dolaşımdaki irisin düzeyinin geçici olarak yükseldiğini belirtmiştir (44). Başka bir çalışmada ise akut egzersiz ile dolaşımdaki irisin düzeyinin yaklaşık %20 oranında arttığı gösterilmiştir (34). Araştırmacılar FNDC5 ve irisin ekspresyon düzeylerini göz önüne aldıkları bu çalışmalarda kronik egzersize kıyasla akut egzersizin dolaşımdaki irisin seviyesini önemli düzeyde etkilediğini rapor etmektedir. Buna karşın yapılan diğer birkaç çalışma dolaşımdaki irisin düzeyinin ne kronik nede akut egzersiz sonrası değişmediğini vurgulamaktadır (45, 46). Hecksteden vd., hem güce dayalı hem de normal kronik egzersiz sonrası dolaşımdaki irisin düzeyinin anlamlı şekilde etkilenmediğini bildirmiştir (47). Diğer bir çalışmada ise kronik egzersiz sonrası PGC1-α ve FNDC5 ifadelerindeki artışa rağmen dolaşımdaki irisin düzeyinin azaldığı rapor edilmiştir (48). Yapılan çalışmalarda ki irisin düzeyini belirlemeye yönelik analiz metotlarının farklılığı (ELISA ve Western Blot gibi) muhtemel sonuçların da farklı değerlendirilmesine neden olabilir. Henüz yeni tanımlanmış olan bu peptidin hangi fizyolojik ve moleküler yolaklar ile etkileşimde olduğu aydınlatıldıkça, bu peptidin regülasyonu hakkındaki bilgiler de kesinlik kazanacaktır.

2.1.6.2. Merkezi Sinir Sitemi ile İlişkisi

FNDC5 ve irisinin iskelet kası ile adipoz doku arasındaki sinyal iletiminin yanında, merkezi sinir sisteminde bir takım rollere sahip olabileceği düşünülmektedir. Aslında PGC1-α'nın FNDC5 üzerine olan etkisi yapılan çalışmalar ile aydınlatılmış olunsa da, örneğin beyin gibi önemli dokularda bu moleküllerin öncelikli fizyolojik fonksiyonları açık değildir (49-51). Yapılan bir çalışma ile sıçan ve fare serebelumundaki Purkinje hücrelerinde irisinin varlığı ortaya konmuştur (35). Ayrıca aynı araştırmacılar "serebellumda üretilen irisinin omurilikte birçok aracı sinaps ile adiposit metabolizmasını düzenleyici bir faktör olabileceğini" teyit edilmesi gereken bir hipotez olarak ortaya atmışlardır (35). Hashemi vd., FNDC5'in fare embriyonik kök hücrelerinde yeterli sinir farklılaşmasının gerçekleşmesinde gerekli olduğunu ortaya koymuştur (52). Araştırmacılar bu çalışmada hem nöronal progenitör oluşumu hem de onların farklılaşması esnasında fare embriyonik kök hücrelerindeki FNDC5'in azaldığını belirlemiştir (52). Diğer bir çalışmada hipokampal nörogenezin irisin tarafından doz bağımlı olarak düzenlendiği belirtilmiştir (53). İrisinin fizyolojik konsantrasyonları (5-10 nmol/L) fare H19-7 hipokampal nöronal hücre çoğalması üzerinde herhangi bir etkiye sahip değilken farmakolojik konsantrasyonlarda (50-100 nmol/L) proliferasyon düzeyi artmıştır (53). Bu kanıtların hepsi irisinin merkezi bir takım roller üstlenebileceğini göstermektedir. Bu bakımdan irisin Alzheimer hastalığında başlıca etkilenen bölge olarak hipokampus üzerine egzersizin nörogenez etkisine aracılık edebilir (54, 55). İrisinin Parkinson ve diğer bazı nörodejeneratif hastalıklar üzerine egzersizin olumlu etkilerinede aracılık edebileceği düşünülmektedir (56-58). Buna ek olarak bir termoregülatör peptid olan irisin vücut sıcaklığının merkezi kontrolünde hipotalamusun ilgili alanlarını uyararak bu süreçte aktif rol oynayabilir. İrisinin merkezi sinir sistem üzerine etkilerini belirten çalışma sayısı oldukça azdır. Yapılacak çalışmalar irisinin merkezi sinir sisteminde ne gibi roller üstlendiğini veya hangi fizyolojik ve moleküler süreçlere aracılık ettiğini belirlemede etkili olacaktır.

2.1.6.3. Metabolizma ile İlişkisi

İrisin, beyaz yağ dokunun kahverengi yağ dokuya dönüşmesini sağlayarak enerji kullanımını teşvik eden termojenik bir proteindir. Bu hormonun bilinen en önemli fizyolojik rolü, beyaz yağ dokudan kahverengi yağ doku gelişimini sağlamasıdır (42). İrisin bu gelişimi başta UCP1 olmak üzere diğer kahverengileşmeyi sağlayan proteinlerin düzeylerini arttırarak gerçekleştirir. Sonuç olarak enerji deposu olarak isimlendirilen beyaz yağ doku düzeyi azalır ve depolanan enerji açığa çıkar. İrisin keşfi ile birlikte araştırmacıların ilgisini üzerinde toplamayı başaran bir hormondur ve gelecekte obezite ile tip 2 diyabet başta olmak üzere birçok metabolik rahatsızlığın tedavisinde umut ışığı olarak öngörülmektedir. Yapılan araştırmalar ile irisinin bu hastalıklar ile ilişkisi aydınlatılmaya çalışılmaktadır (59-61). Ayrıca egzersizin sağlık üzerine bilinen faydalarına irisinin ne gibi bir katkısının olduğu diğer araştırma konularındandır.

FNDC5 kahverengileşmeyi sağlayan UCP1, Elovl3, Cox7a ve OTOP1'in de aralarında bulunduğu genlerin ifadelerini düzenler (20, 62). Örneğin yağ doku kültür ortamına eklenen 20 nM FNDC5 yaklaşık 7 kat UCP1 ifadesini arttırmıştır (20). Artan UCP1 ifadesi ATP sentezini engeller ve ısı oluşumuna yol açarak enerji harcanmasına neden olur (63). Bütün bu sonuçlar beyaz adipoz dokuda termogenez aktivasyonunu FNDC5'in düzenlediğini göstermektedir.

2.2. Eşleşme Bozucu (Uncoupling) Proteinler

2.2.1. Lokalizasyonu ve Görevleri

Mitokondriyal taşıyıcı proteinler ailesinden olan eşleşme bozucu proteinler (uncoupling proteinler; UCP) mitokondrinin iç zarında sentezlenir (64). Bu proteinler mitokondriyal zarın fonksiyonunda ve hücresel enerji düzenlenmesinde rol almaktadır (21, 23). Yağ asitleri ve glukoz tarafından aktivitesi artan UCP'ler, pürin nükleotidleri tarafından inhibe edilir (65). UCP'ler mitokondrinin zarlar arası alanındaki protonları mitokondri matriksi içerisine taşıyarak, mitokondriyal proton gradiyentini azaltır ve sonuç olarak oksidatif fosforilasyon aracılığı ile ATP üretimini kısmen engellemiş olur (Şekil 2.3) (22, 66). Protonlar UCP'ler üzerinden matriks içerisine geçerken depolanan enerji ısı olarak açığa çıkar. Farklı vücut dokularında dağılım gösteren bu protein grubunun 5 üyesi vardır. Kahverengi yağ dokuya özgü UCP1, vücut sıcaklığının korunmasında (titremesiz termogenez) ve yağ dokusu içerisinde depolanmış enerjinin kullanılmasında görev alır (24, 25). UCP2; dalak, pankreas adacık hücreleri, akciğer, mide, beyaz yağ doku, beyin ve periferal nöronların arka kök gangliyonlarında eksprese edilir (24-28). UCP3 öncelikle iskelet kasında olmak üzere az miktarda sinir hücrelerinde tespit edilmiştir (25, 28). Yapılan çalışmalar ile UCP4 ve UCP5'in (BMCP1; Beyin mitokondriyal taşıyıcı protein-1 olarak da bilinir) merkezi sinir sisteminde yüksek düzeyde bulunduğu, ayrıca UCP5'in ise testis dokusunda varlığı belirtilmiştir (67, 68). Yaptığımız bir çalışmada ise irisinin sıçan beynindeki farklı bölgelerde UCP2, UCP3, UCP4 ve UCP5 mRNA ifade düzeylerini etkilediğini gösterdik (69).

Merkezi alanda yayılım gösteren UCP'ler hakkında yapılan çok sayıda çalışma olmasına rağmen, bu proteinlerin hangi fizyolojik süreçlerde etkin olarak görev aldığı hala tam olarak bilinmemektedir.

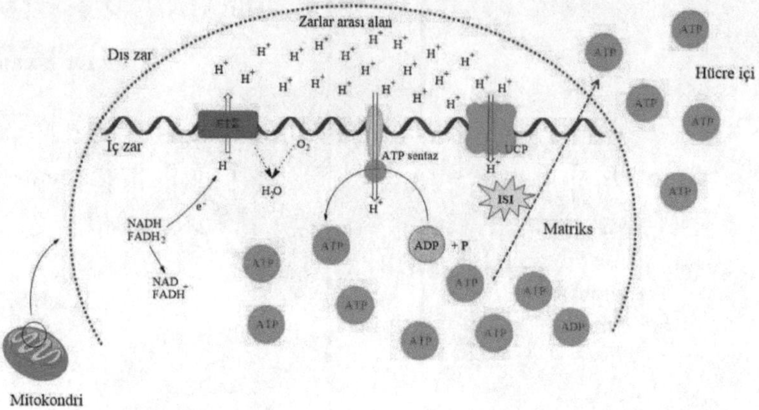

Şekil 2.3. Mitokondriyal enerji düzenlenmesi ve UCP'lerin rolü (70).

2.2.2. Yapısal Özellikleri

Şimdiye kadar sadece UCP2'nin kristal yapısını belirlemeye yönelik birtakım çalışmalar mevcut olmasına karşın (71), genel olarak UCP'lerin sahip olduğu kristal yapının mitokondri iç zarında bulunan ADP/ATP taşıyıcı proteinler ile benzer olduğu düşünülmektedir (72). Buna göre UCP'ler her biri yaklaşık 100 aminoasitten oluşan üç tekrarlı bir yapıya sahiptir. Her bir tekrar transmembran α-heliksi oluşturan iki hidrofobik bölge içerir. Tekrarları oluşturan α-heliksler, mitokondrinin iç zarından matriks tarafına doğru yönlendirilmiş uzun bir hidrofilik döngü (ilmik) ile birbirine bağlanır (Şekil 2.4). Fonksiyonel UCP'lerin iki özdeş alt birimden oluşan bir dimer olduğu düşünülmektedir (73). Yapılan çalışmalardan elde edilen veriler doğrultusunda, α-heliks demetlerinin UCP çekirdeğinde hidrofilik bir kanal oluşturduğunu ve bu çekirdeğe erişimin hidrofilik döngüler tarafından oluşturulan kapılar aracılığı ile kontrol edildiği öngörüsü oluşmuştur (74).

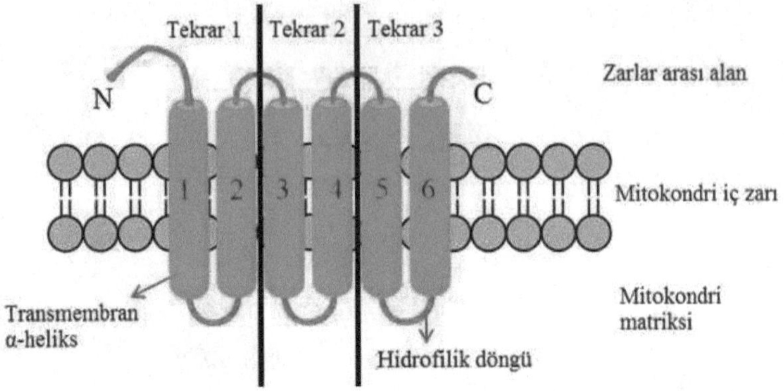

Şekil 2.4. UCP'lerin üçlü tekrardan oluşmuş yapısının şematik gösterimi (70). UCP'ler mitokondri iç zarı boyunca uzanan ve her biri iki α-heliks yapısına sahip üç tekrardan meydana gelmektedir. Herbir tekrar iki transmembran α-heliks yapısına sahiptir ve bu yapılar uzunca bir hidrofilik döngü (ilmik) ile birbirine bağlı haldedir.

2.2.3. Merkezi Sinir Sistemindeki Rolleri

Merkezi sinir sistemi vücudun organizasyonunu gerçekleştiren, çevresel uyarılara karşı cevap oluşturmamızı sağlayan ve içerisinde yüz milyonlarca sinirsel bağlantıyı barındıran oldukça karmaşık bir yapıdır. Bu yapı içerisinde yer alan nöronlar işlevleri gereği mitokondri yoğunluğu fazla olan hücrelerdir. Nöronal ağ içerisinde yer alan mitokondriler başta sinirsel ileti için gerekli olan enerjiyi üretmenin yanı sıra, nöronal yaşamın devamı için gerekli olan kalsiyum dengesini de sağlayan bir yapıdır.

2.2.3.4. ATP Üretimi ve Mitokondriyal Biyogenez Üzerine Etkisi

Hücrenin enerji üretiminde UCP'ler oldukça önemli proteinlerdir. UCP'lerin aktivasyonu ATP sentaz tarafından kullanılan proton gradyanını azaltır ve bu durum ATP üretiminde azalma ile sonuçlanır. Örneğin pankreatik beta hücrelerindeki UCP2 düzeyinin artışı ATP/ADP oranının azalmasına ve bu durum sonuç olarak daha az insülin salgılanmasına neden olur (75). Fakat kas ve nöronlarda bu durum biraz farklıdır. Mitokondriyal eşleşmemişliğin artması hipokampus ve kas dokuda ATP ve ADP seviyesini yükseltir (76). Wu vd., kas hücrelerindeki UCP2 aracılı mitokondriyal eşleşmemişliğin artması sonucu ATP üretiminin de arttığını bildirmektedir (77). Coppola vd., ise UCP2 aktivasyonu sonrası NPY ve agouti-ilişkili peptid (AgRP) nöronlarında mitokondri biyogenezinin artış gösterdiğini rapor etmişlerdir (29).

Normalde mitokondriyal eşleşmemişlik mitokondri başına ATP üretimini azaltmaktadır. Buna rağmen UCP'ler sinir, yağ ve kas hücreleri gibi bazı yapılarda mitokondriyal biyogenezi tetikler ve böylece belirgin şekilde hücrede üretilen ATP miktarı artmış olur (76-79). Nöron hücrelerinde bulunan UCP'lerin hangi yolaklar üzerinden mitokondri biyogenezini teşvik ettiği henüz bilinmemektedir. Nöronal ve kas dokuda mitokondriyal biyogenezin oluşması ve ATP üretiminin artması olaylarında farklı UCP'lerin görev alması, bu proteinlerin dokuya özgü roller üstlendiğinin bir göstergesi olabilir.

2.2.3.5. Nöronendokrin Fonksiyonlar Üzerine Etkisi

In situ hibridizasyon kullanılarak yapılan çalışmalar, UCP2 mRNA'sının bol miktarda fare, sıçan ve insan olmayan primatların hipotalamus, hipofiz bezi, limbik sistem, serebellum, koroid pleksus ve beyin sapında ifade edildiği göstermiştir (80, 81). Hipotalamusta yer alan arkuat, dorsomediyal, paraventriküler, suprakiazmatik ve ventromediyal çekirdekler UCP2'nin fazla eksprese edildiği yerlerdir (81, 82). Merkezi hormonal kontrolü sağlayan hipotalamus ve hipofiz bezinde yüksek düzeyde UCP2 mRNA varlığı, bu proteinin endokrin fonksiyonların düzenlenmesinde önemli bir role sahip olduğunu gösterir. Kong vd., kan glikoz düzeyi tarafından uyarılan hipotalamik melanin konsantre edici hormon nöronlarında UCP2 mRNA düzeyinin azaldığını bildirmiştir (83). Stevanovic vd., enerji homeostazında önemli bir yere sahip olan ghrelin hormonunun sentezinde hipotalamik UCP2 yoğunluğunun modüle edici bir role sahip olduğunu rapor etmişlerdir (84). Bir diğer çalışmada ise eksojen ghrelin uygulamasının hipotalamik UCP2 ifadesini arttırdığı belirtilmiştir. Araştırmacılar eksojen ghrelin uygulaması gerçekleştirdikleri normal farelerde hipotalamik NPY düzeyinin arttığını, buna karşın UCP2 nakavt farelerde ise NPY düzeyinde bir değişikliğin olmadığını belirlemişlerdir (85). Ayrıca UCP'ler dolaylı yollardan hipotalamus ve hipofizdeki hormon salınımını kontrol edebilir. Örneğin ghrelin hormonu hipofiz bezinden büyüme hormonu sentezini uyarır (34). Dolaşımdaki büyüme hormonu başta kas ve yağ doku gelişimi olmak üzere birçok anabolik sürecin gerçekleşmesinde önemlidir. Bütün bu kanıtlar nöronal alanda yer alan UCP'lerin homeostatik süreçlerde etkin rol aldığını göstermektedir.

2.3. Hipotalamus

Anatomik olarak hipotalamus, anteriorde optik kiyazma, posteriorda mamiller cisimler, lateralde temporal lob ve superiorda talamus ile bağlantılıdır (Şekil 2.5) (86). Hipotalamus memeli beyninin çok küçük bir parçasını (insandaki 1400 gramlık beynin sadece 4 gramı) oluşturmasına rağmen, beyindeki en önemli kısımlardan bir tanesidir. Hipotalamustan çıkan sinyaller çevre dokular ve diğer beyin bölgelerinde uygun nöroendokrin cevabın oluşmasını uyarır.

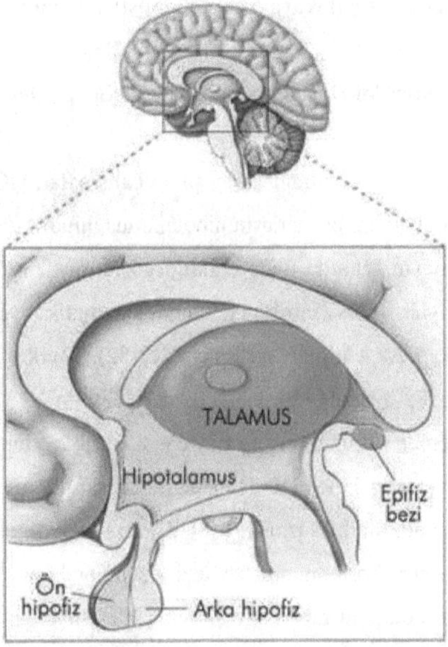

Şekil 2.5. Hipotalamusun organizasyonu (87).

Gıda alımı, enerji harcanması, vücut ağırlığı, sıvı alımı ve düzenlenmesi, kan basıncı, susama, üreme, vücut sıcaklığı ve uykunun düzenlenmesi gibi günlük yaşamsal faaliyetler hipotalamustan salınan salgıya uygun hipotalamik cevapların verilmesi ile kontrol edilir. Bu hipotalamik cevapların oluşmasına, hipotalamusta meydana gelen salgılar aracılık etmektedir (88). Hipotalamustan başlıca kortikotropin serbestleştirici hormon (CRH), gonadotropin serbestleştirici hormon (GnRH), büyüme hormonu serbestleştirici hormon (GHRH), tirotropin serbestleştirici hormon (TRH), prolaktin baskılayıcı hormon (PIF) salgılanmaktadır (89).

Hipotalamustan salınan hormonlara, uygun endokrin cevap hipofiz tarafından verilmektedir (90).

2.4. Beslenmenin Hipotalamik Kontrolü

Hipotalamusun çeşitli sinirsel merkezleri beslenmenin kontrolüne katılır. Hayvanların hipotalamusuna mikroenjeksiyon yapılması veya hipotalamusta mikrolezyon oluşturma çalışmaları bu bölgenin besin alımıyla yakından ilişkili olduğunu göstermiştir (91).

Hipotalamusun özellikle lateral ve ventromediyal çekirdekleri (VMN) besin alımının düzenlenmesinde temel rol oynamaktadır. Hipotalamusun lateral çekirdekleri açlık merkezi olarak görev yaparlar. Bu çekirdeklerin uyarılması oburca yeme (hiperfaji) davranışının sergilenmesine yol açar. Bunun aksine lateral hipotalamusun harabiyeti, besine karşı isteği ortadan kaldırır ve belirgin kilo kaybı, kas zayıflığı ve metabolizmanın yavaşlaması ile ilerleyici zayıflamaya yol açar. Lateral hipotalamik beslenme merkezinin uyarılması besin arama dürtüsünü uyarır.

Tokluk merkezi olarak görev yapan VMN'lerinin beslenme ile ilgili tatmin duygusu verdiği ve beslenme merkezini baskıladığı ileri sürülmüştür. Bu alanın elektriksel olarak uyarılması tokluk duygusu oluşturarak, çok iştah açıcı gıdaların bile reddedilmesine (afaji) sebep olmaktadır. İnsanlarda ve hayvanlarda bu alanın haraplanması ise oburluğa ve aşırı kilo alımına neden olmaktadır (16). VMN'ler, besin alımıyla uyarıldığında, alfa-adrenerjik reseptörler aracılığıyla, tokluk hissi oluşturduğu ve besin alımını durdurduğu; lezyonlarında kilo alımını takiben obezite geliştiği bilinmektedir (92).

Hipotalamusun PVN, dorsomedyal ve ARN'nin da besin alımını düzenlediklerine inanılmaktadır. PVN'nin lezyonları sıklıkla aşırı yemeye neden olurken, dorsomedyal çekirdeklerdeki lezyonlar ise yeme davranışını genellikle baskılar.

ARN ise sindirim sisteminden ve yağ dokusundan salınan çok sayıda hormonun besin alımı ve enerji harcanmasını düzenlemek üzere etkilerini birleştirdikleri bir hipotalamus bölgesidir (89). Hipotalamusta bu çekirdekler aynı bölgede ve yakın anatomik yerleşime sahiptir. Hipotalamus nöronları arasında çok yoğun etkileşimler vardır ve bu alanlar hep birlikte yeme davranışını kontrol ederler (Şekil 2.6).

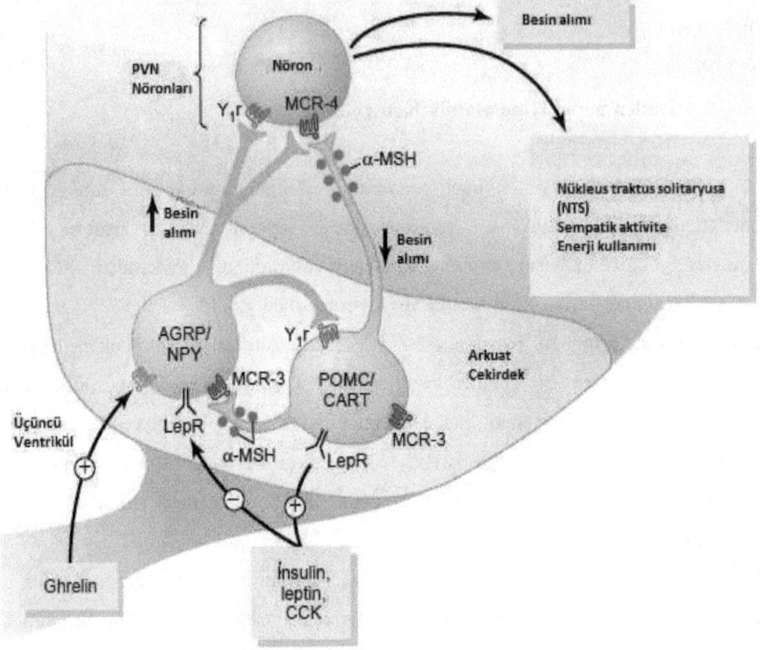

Şekil 2.6. Beslenme davranışının hipotalamik kontrolü (89).

Hipotalamus ayrıca gastrointestinal kanaldan gelen duysal bilgileri (midenin dolu olması gibi), kanda tokluk hissi veren besin maddeleri ile ilgili (glikoz, aa, yağ asiteleri gibi) kimyasal sinyalleri, gastrointestinal sistemden gelen hormonal sinyalleri ve beslenme davranışını etkileyen serebral korteks kaynaklı sinyalleri de (görme, koku, tat) alır (Şekil 2.7).

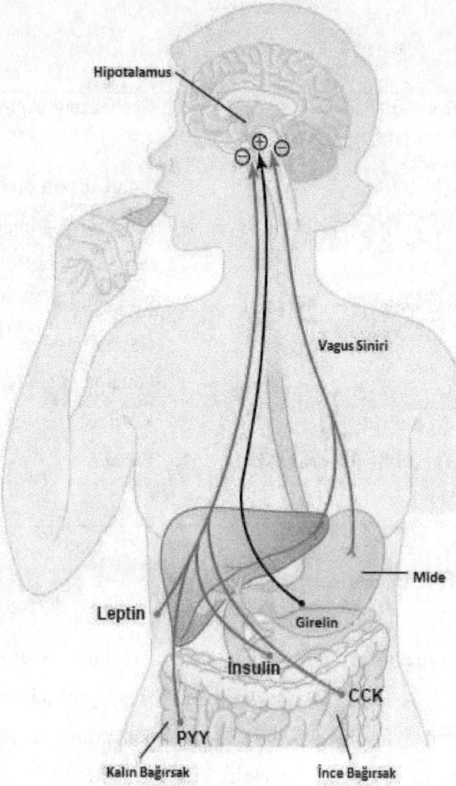

Şekil 2.7. Beslenmenin düzenlenmesinde geribildirim mekanizmaları (89).

Hipotalamusun açlık ve tokluk merkezlerinde beslenmeyi etkileyen nörotransmitterler ve hormonlar için yüksek yoğunlukta reseptörler bulunur. Hipotalamusta beslenme ve tokluk merkezlerini etkileyen, iştah açıcı (oreksijenik) ve iştahı baskılayıcı (anoreksijenik) özellikte birçok nörotransmitter ve hormon bulunmaktadır (Tablo 2.1).

Tablo 2.1. Hipotalamusa etki ederek gıda alımını düzenleyen hormonlar ve nörotranmiter (89).

Beslenmeyi Azaltanlar	Beslenmeyi Arttıranlar
Leptin	Nöropeptid Y
İnsulin	Aguti-ilişkili protein
Serotonin	Melanin-yoğunlaştırıcı hormon
Norepinefrin	Oreksin A ve B
Kortikotropin serbestleştirici hormon	Endorfinler
Kolesistokinin	Galanin
α-MSH	Glutamat ve GABA
Glukagon-benzeri peptid	Kortizol
Kokain ve amfetamin ilişkili transkript	Ghrelin
Peptid YY	

2.5. Leptin ve Beslenme

Adiposit kaynaklı bir hormon olan leptin, beslenme ve enerji homeostazında önemli bir role sahiptir (15). Dolaşımdaki hormon düzeyi yağ dokudan leptin salıverilmesini etkileyen en önemli faktördür (16, 17). Bu hormon primer olarak hipotalamik reseptörler üzerinden gıda alımını azaltır ve metabolik hızı artırır (16, 93). Leptinin büyük oranda beyaz yağ dokusundan salgılanan, besin alımını azaltan ve enerji harcanmasını artıran bir hormon olduğu bilinmektedir (94). Serum leptin seviyesi yağ kitlesinin artmasıyla artar. Leptin üretimi subkutan yağ dokuda visseral yağ dokudakinden daha fazladır (95). Leptinin insan ve memelilerdeki başlıca fonksiyonları şunlardır: Beslenme davranışının düzenlenmesi, metabolizma hızının ayarlanması, sempatik sinir sisteminin aktive edilmesi ve anjiyogenezin uyarılmasıdır (96). Gıda alımı üzerine etkisi çok kez araştırılan leptinin sıçan ve diğer kemirgenlere uygulamasının kilo kaybına neden olduğu bildirilmiştir (16, 97).

2.6. Ghrelin ve Beslenme

Ghrelin gastrointestinal sistemde üretilen, santral etki ile yeme davranışı ve vücut ağırlığının düzenlenmesinde görev alan peptid yapısında bir hormondur. 1999 yılında keşfedilmiş olan ghrelinin yarılanma ömrü 15-20 dakika civarındadır (98). Bu hormon sadece bir organ ya da bezden değil birçok dokuda üretilmekte ve salıverilmektedir (99). Ghrelinin büyüme hormonu, adenokortikotropik hormon ve prolaktin salınımı, beslenme, gastrik asit sekresyonu, gastrik motilite ve hücre proliferasyonu gibi birçok farklı sistemi etkilediği gösterilmiştir (100-103). Besin alımından sonra mide ve diğer dokulardan ghrelin salınımının arttığı bilinmektedir (100, 101, 104). Ghrelin ön hipofiz ve hipotalamusdaki reseptörleri aracılığıyla büyüme hormonu salınımını uyarmakta ve enerji homeostazını etkilemektedir (105). Yapılan çalışmalarda, farelere ekzojen ghrelin uygulamasının besin alımını arttırdığı, yağ kullanımını azalttığı ve sonuçta yağ doku kitlesinde artışa sebep olduğu bildirilmiştir (106).

2.6. Susamanın Hipotalamik Kontrolü

Ozmolarite değişikliklerine cevap olarak hipotalamusun başlıca SON'da sentezlenen ve arka hipofizden dolaşıma verilen antidiüretik hormon (ADH) böbrek tübüllerinden suyun geri emilmesini sağlar. Ozmolarite ve ADH salgılanmasının kontrolünde önemli bir diğer nöronal alan da 3. ventrikülün anteroventral bölgesidir (AV3V). Bu bölgenin uyarılması su içme isteğine sebep olur. AV3V bölgesinin lezyonları ADH salgısında, susamada, sodyum iştah ve kan basıncının kontrolünde çok yönlü bozukluklara yol açar (89).

AV3V bölgesinin ve SON'un yakın alanlarında, ekstrasellüler sıvı ozmolaritesindeki artışlarla uyarılan nöronal hücreler (ozmoreseptörler) de ekstrasellüler sıvının ozmolarite değişikliklerine hızlı cevap vererek ADH sekresyonu ve susamayı güçlü bir şekilde kontrol eder (Şekil 2.8).

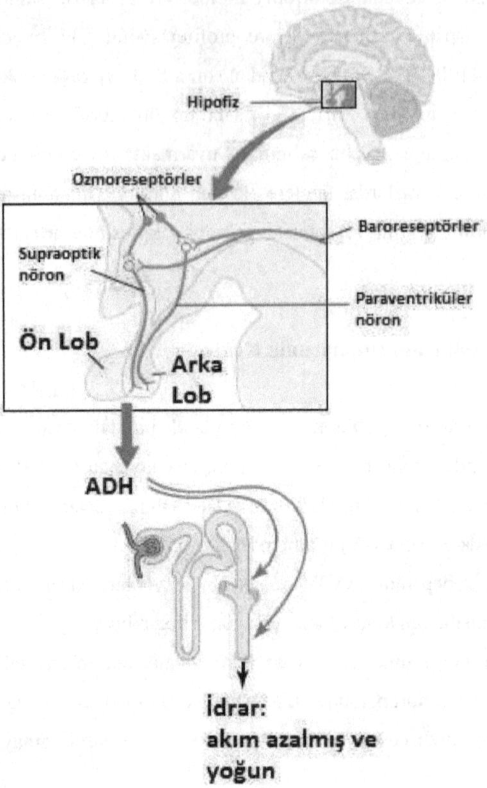

Şekil 2.8. Hipotalamusun susama merkezleri ve sıvı homeostazında hipotalamusun rolü (89).

3. MATERYAL VE METOT

3.1. Araştırmanın Yapıldığı Merkez

Çalışma, İnönü Üniversitesi Tıp Fakültesi Deney Hayvanları Etik Kurulu'ndan alınan onay ile (26.02.2014 tarih, 2014/A-17 protokol numaralı; EK 1), İnönü Üniversitesi Tıp Fakültesi Deney Hayvanları Üretim ve Araştırma Merkezi, Tıp Fakültesi Fizyoloji Anabilim Dalı laboratuvarları ile Biyoteknoloji Araştırma ve Uygulama Birimi laboratuvarlarında gerçekleştirildi. Bu çalışmanın bütün deneysel protokolleri ARRIVE (Animal in Research: *In Vivo* Experiments) klavuzuna uygun olarak hazırlandı.

3.2. Gruplardaki Hayvan Sayılarının Belirlenmesi

Deneylerde kullanılacak hayvanların sayısı, hayvanların deneye başlama ağırlık ortalaması 288 g, standart sapması 22 g, %4 sapma, tip 1 hata (α) 0.05 ve tip 2 hata (β) (Güç=0.80) ve hayvanlar 4 gruba ayrılması durumunda her bir grupta en az 10 hayvanın olması gerektiği güç analizi ile belirlendi.

3.3. Hayvanların Gruplara Ataması

Deneye başlamadan önce hayvanlar tartılarak vücut ağırlıkları kaydedildi. Belirlenen vücut ağırlıklarına göre hayvanların gruplara ataması, bilgisayar algoritmasına dayalı basit rastgele atama yöntemi ile yapıldı (MedCalc 12.7.0 for Windows) ve tek yönlü varyans analizi bulgularına göre gruplar arasında hayvanların ağırlıkları açısından fark olmadığı tespit edildi (Tablo 3.1; p=0.151).

Tablo 3.1. Grupların bilgisayar algoritması kullanılarak oluşturulması.

	Ağırlık (g)				
Gruplar	**Kontrol**	**Sham**	**10 nM İrisin**	**100 nM İrisin**	*p*
Hayvan sayısı (n)	10	10	10	10	
Ortalama	290.79	290.30	287.10	291.90	
SD	17.971	18.92	19.21	18.32	0.151
En küçük	245.37	247.62	240.5	242.75	
En büyük	325.87	325.25	322.62	324.12	

3.4. Deney Hayvanları ve Gruplarının Oluşturulması

Çalışmada, ortalama ağırlıkları 240-325 gr olan *Wistar Albino* cinsi toplam 40 adet erkek sıçan kullanıldı. Gruptaki hayvanların günlük tükettikleri yem ve su miktarını belirleyebilmek için sıçanlar bireysel olarak tekli kafeslere yerleştirildi. Hayvanlar kafes stresine ve deney ortamına alışması için tekli kafeslerde deneye başlamadan 3 gün önce barındırılmaya başlandı (107). Sıçanlar kontrol, sham, düşük ve yüksek doz irisin uygulanan grup olmak üzere 4'e ayrıldı (n=10).

Grup 1: Kontrol grubu olup herhangi bir uygulama yapılmadı. 21 gün süresince gruptaki hayvanların günlük yem ve su tüketimleri ile vücut ağırlıkları ölçüldü.

Grup 2: Sham grubu olup 7 gün süresince hayvanlara herhangi bir uygulama yapılmadan günlük yem ve su tüketimleri ile vücut ağırlıkları ölçüldü. 8. gün lateral ventrüküle beyin infüzyon kiti yerleştirilerek, 7 gün süresince hayvanlara herhangi bir uygulama yapılmadan (infüzyon başlatılmadan) günlük yem ve su tüketimleri ile vücut ağırlıkları ölçüldü. onbeşinci gün beyin infüzyon kitine ozmotik mini pompa bağlanarak sıçanlara 7 gün süreyle yapay BOS (yBOS; çözücü) infüzyonu yapıldı (240µl/gün) ve infüzyon süresince sıçanların günlük yem ve su tüketimleri ile günlük vücut ağırlıkları ölçüldü (108).

Grup 3: Uygulama grubu olup 7 gün süresince hayvanlara herhangi bir uygulama yapılmadan günlük yem ve su tüketimleri ile vücut ağırlıkları ölçüldü. Sekizinci gün lateral ventrüküle beyin infüzyon kiti yerleştirilerek, 7 gün süresince hayvanlara herhangi bir uygulama yapılmadan (infüzyon başlatılmadan) günlük yem ve su tüketimleri ile vücut ağırlıkları ölçüldü. onbeşinci beyin infüzyon kitine ozmotik mini pompa bağlanarak sıçanlara 7 gün süreyle yapay irisin infüzyonu yapıldı (10 nM/240µl/gün) ve infüzyon süresince sıçanların günlük yem ve su tüketimleri ile günlük vücut ağırlıkları ölçüldü (108).

Grup 4: Uygulama grubu olup 7 gün süresince hayvanlara herhangi bir uygulama yapılmadan günlük yem ve su tüketimleri ile vücut ağırlıkları ölçüldü. Sekizinci gün lateral ventrüküle beyin infüzyon kiti yerleştirilerek, 7 gün süresince hayvanlara herhangi bir uygulama yapılmadan (infüzyon başlatılmadan) günlük yem ve su tüketimleri ile vücut ağırlıkları ölçüldü. Onbeşinci gün beyin infüzyon kitine ozmotik mini pompa bağlanarak sıçanlara 7 gün süreyle yapay irisin infüzyonu yapıldı (100 nM/240µl/gün) ve infüzyon süresince sıçanların günlük yem ve su tüketimleri ile günlük vücut ağırlıkları ölçüldü (108).

Deney süresi boyunca kafeslerin bulunduğu ortam, 21-22 °C sıcaklık aralığında ve 12 saat aydınlık/karanlık periyodu olacak şekilde ayarlandı. Sıçanlar *ad libitum* olarak standart sıçan yemi ile beslendiler ve normal musluk suyu içtiler.

3.5. Uygulanan İrisin Dozunun Seçimi

Çalışmada irisinin düşük ve yüksek doz olmak üzere 2 konsantrasyon şeklinde uygulanması peptidin fizyolojik bir mekanizma üzerindeki etkisini araştırmak için oldukça önemlidir. Çalışmada düşük doz uygulaması için irisinin fizyolojik (10 nM) yüksek doz uygulaması için ise farmakolojik (100 nM) konsantrasyonları tercih edildi (53).

3.6. Hazırlık

3.6.1. Yapay Beyin Omurilik Sıvısının Hazırlanması

Tablo 3.2'de içerikleri gösterilen A ve B solüsyonları 500 ml steril distile su içerisinde iki farklı solüsyon hazırlandı. A ve B solüsyonları 1:1 (v/v) oranında karıştırılarak yapay BOS (yBOS) elde edildi (109). Hazırlanan çözelti 0.22 µm por çapına sahip filtre kullanılarak süzüldü ve UV-C ışın ile biyolojik emniyet kabini içerisinde steril edildi.

Tablo 3.2. Yapay BOS için kullanılan bileşikler ve miktarları (109).

A solüsyonu		**B solüsyonu**	
İçerik	**Gram**	**İçerik**	**Gram**
NaCI	8.66	Na_2HPO_4. $7H_2O$	0.214
KCI	0.224	NaH_2PO_4. H_2O	0.027
CaCI. $2H_2O$	0.206		
MgCI. $6H_2O$	0.163		

3.6.2. Beyin İnfüzyon Kitinin Hazırlanması

Çalışma için sıçan lateral ventrikülüne enjeksiyon yapacak şekilde dizayn edilen (vertikal eksen için iğne uzunluğu 4.8 mm) beyin infüzyon kitleri (Alzet brain infusion kit 1, ABD) kullanıldı. Kitlerle beraber gelen özel kanüller beyin infüzyon kitine Şekil 3.1'de gösterildiği gibi takıldı ve içerisi infüze edilecek maddellerle (kontrol için yapay BOS, deney grupları için 10 ve 100 nM irisin) hava kabarcığı kalmayacak şekilde dolduruldu.

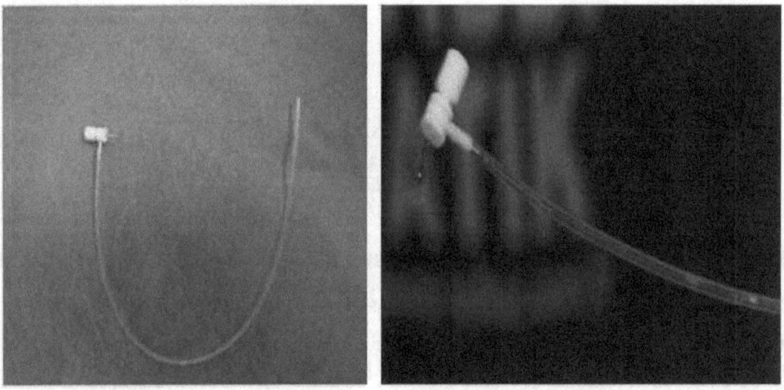

Şekil 3.1. Kanülün beyin infüzyon kitine takılması ve doldurulması.

İçerisi sıvı ile doldurulmuş olan kanülün kite bağlı olmayan serbest ucu hava almaması ve kanüldeki sıvının boşalmaması için ısıtılarak bir pens yardımıyla kapatıldı.

3.6.3. Ozmotik Pompaların Hazırlanması

Deneylerde yedi gün süreyle 10 µl/saat icv infüzyon yapma özelliğine sahip ozmotik mini pompalar (Alzet 2ML1, ABD) kullanıldı.

Ozmotik pompalar, pompa seti içerisinde birlikte gelen ucu künt özel bir iğne yardımıyla (sham grubu için yBOS, deney grupları için ise 10 ve 100 nM irisin) dolduruldu (Şekil 3.2A) ve infüzyon kitine bağlanacak olan metal kanüllü kapak parçası yerleştirildi (Şekil 3.2B).

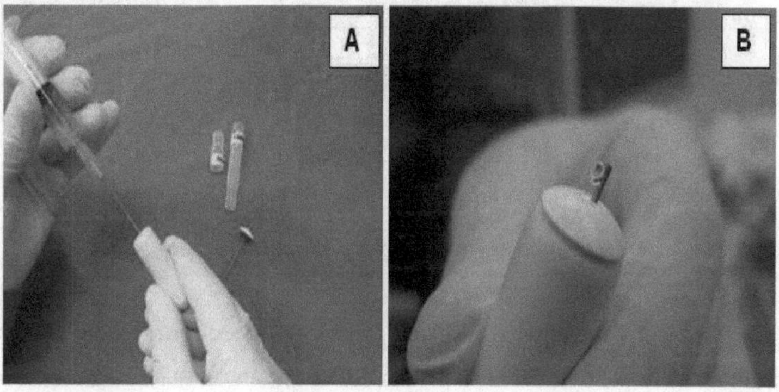

Şekil 3.2. Ozmotik mini pompaların doldurulması (A) ve kullanıma hazır hale getirilmesi (B).

3.6.4. Deneyin Başlatılması

Hazırlıklar tamamlandıktan sonra çalışma 3 aşamalı olarak gerçekleştirildi:

3.6.4.1. Deneyin I. Aşaması (1-7. günler)

Bu aşamada sıçanların kafes stresine ve deney ortamına alışmaları için tekli kafeslerde deneye başlamadan 3 gün önce barındırılmaya başlandı. Bu süre sonunda sıçanların 7 gün süresince günlük yem ve su tüketimleri ile vücut ağırlıkları ölçüldü. Bu ölçümler her gün sabah 09.00-10.00 saatleri arasında yapıldı (Şekil 3.3).

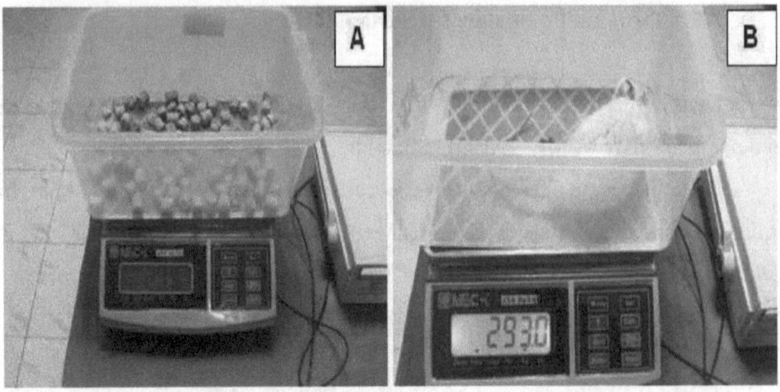

Şekil 3.3. Sıçanların günlük yem tüketimi (A) ve vücut ağırlıklarının (B) takibi.

3.6.4.2. Deneyin II. Aşaması (8-15. günler)

3.6.4.2.1. Hayvanların Operasyona Hazırlanması

Deneyin II. aşamasında kontrol grubundaki hayvanların sadece günlük yem ve su tüketimleri ile vücut ağırlıkları ölçüldü. Kontrol grubu dışında kalan hayvanlara aşağıda belirtilen cerrahi işlem yapıldı. Operasyon sonrası hayvanlarda oluşabilecek enfeksiyon riskini azaltmak amacıyla operasyonlara başlanmadan önce UV-C ışın kullanılarak ameliyathane ortamında sterilizasyon sağlandı ve operasyonlarda her sıçan için ayrı steril eldiven ve ayrı steril cerrahi alet kullanıldı.

Sıçanlar, intramüsküler olarak 70 mg/kg ketamin (Richter Pharma AG, Avustralya), 8 mg/kg ksilazin (Alfazyne, Hollanda) ile anestezi altına alındı. Sıçanların parmak kıstırma yanıtları ve fizyolojik yanıtın izlenmesi sonunda anestezi altına girdikleri belirlendi ve spontan hareketleri kaybolan sıçanların kafa derileri traş edilerek operasyona hazır hale getirildi.

3.6.4.2.2. Hayvanların Stereotaksik Cihaza Yerleştirilmesi

Hayvanlar stereotaksik cihaza (Rodent Stereotaxic Instruments, Harvard Apparatus, ABD) kulaklarından ve ağız kısmından kafasının yüzeyi yere tam paralel olacak şekilde sabitlendi. Traş edilen bölgeye %10 povidon iyodin sürülerek (Şekil 3.4A) kafatası derisi bir bistüri ile kesildi (Şekil 3.4B) ve kemik yapıya ulaşıldı. Kemik yüzeyi temizlenerek bregmanın açık bir şekilde görülmesi sağlandı (Şekil 3.4C).

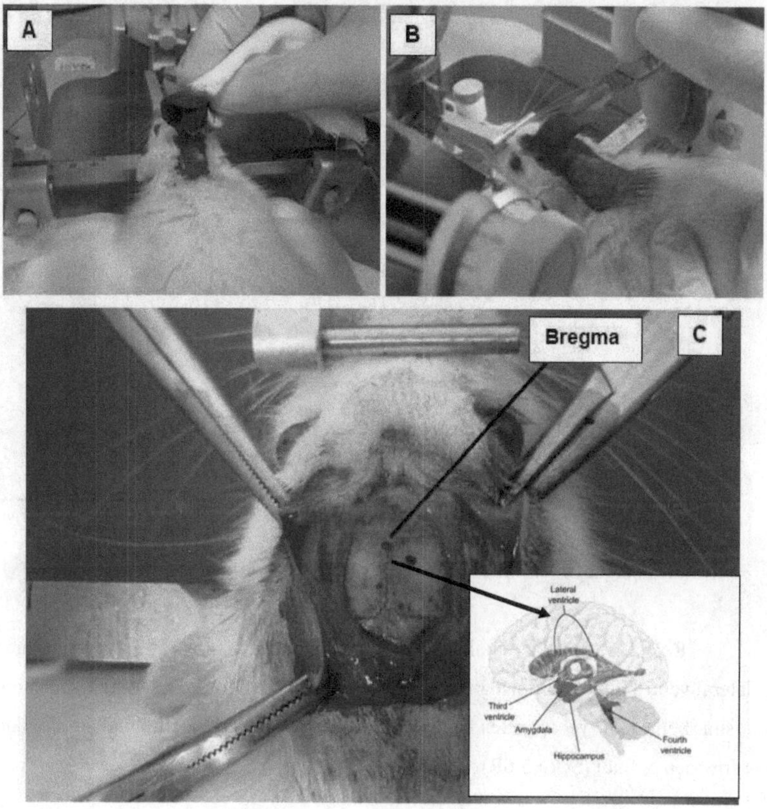

Şekil 3.4. Sıçanların stereotaksik cihaza sabitlenmesinden sonra kesi bölgesine povidon iyodin sürülmesi (A), kafa derisinin kesilerek (B) bregma noktasının belirlenmesi (C).

Lateral ventrikülün stereotaksik koordinatları Paxinos & Watson sıçan beyin atlasına göre belirlendi (110). Lateral ventrikül giriş noktası, referans noktası olarak seçilen bregmadan 1.40 mm lateral, 0.8 mm posteriyor (kaudal) ve 4.8 mm vertikal gidilerek tespit edildi (Şekil 3.5).

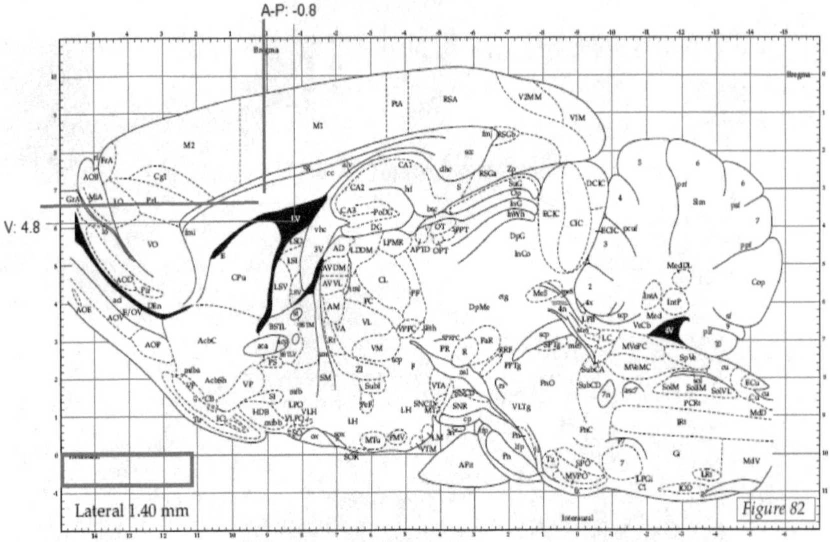

Şekil 3.5. Sıçan beyin atlasına göre lateral ventrikül koordinatları (110).

Referans noktası olarak kabul edilen bregmadan itibaren daha önceden belirlenen lateral ventrikülün koordinatlarına göre (lateral 1,40; posteriyor 0,8 mm) kafatasının delinecek kısmı belirlendi ve işaretlendi (Şekil 3.6A). İşaretlenen nokta matkap ile duraya zarar vermeden delindi (Şekil 3.6B).

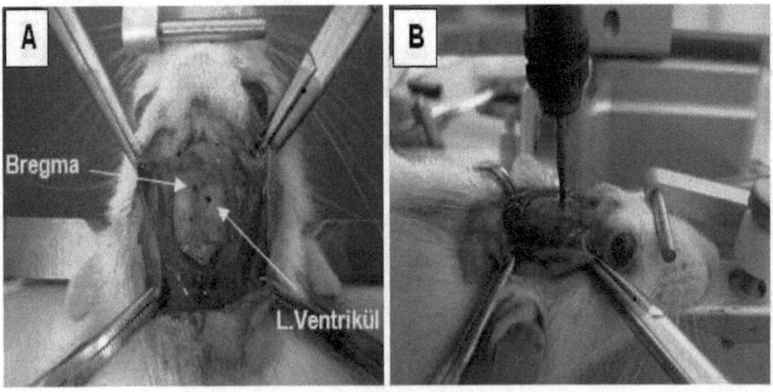

Şekil 3.6. Lateral ventrikül için delinecek bölgenin işaretlenmesi (A) ve matkapla delinmesi (B).

Kalıcı kanül, beyin infüzyon kiti üzerindeki plastik tutma bölgesinden stereotaksik cihaza takılmış olan özel Alzet tutacağına yerleştirildi ve açılan delikten lateral ventriküle indirildi. Beyin infüzyon kitleri diş yapıştırıcısı (dental cement) yardımıyla kafatasına sabitlendi (Şekil 3.7).

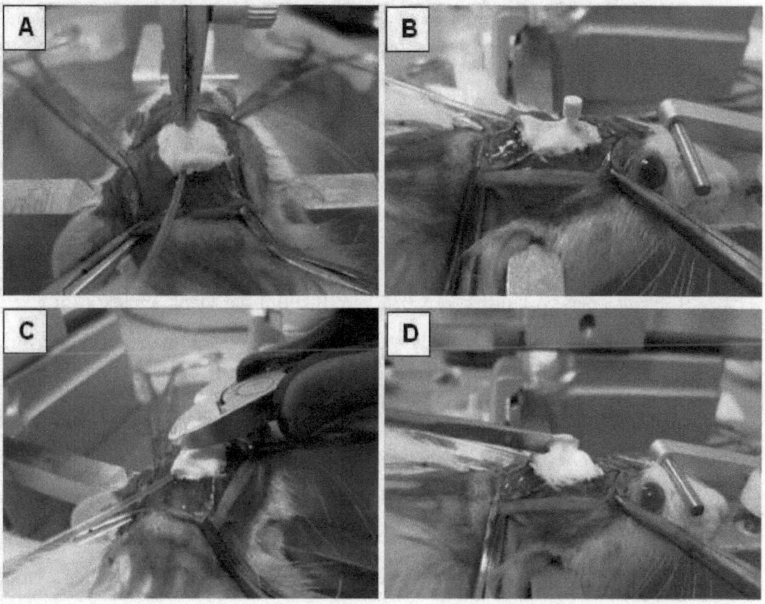

Şekil 3.7. Beyin infüzyon kitinin delinen kısımdan lateral ventriküle indirilmesi (A), kanül etrafının diş yapıştırıcısıyla yapıştırılması (B) ve kanül başının kesilerek diş yapıştırıcısıyla kaplanması (C, D).

Beyin infüzyon kitlerinin kanülü hayvanların ense derisi altına yerleştirildi ve insizyon bölgesi 3.0 ipek (Doğsan Tıbbi Malzeme Sanayi A.Ş. Trabzon/Türkiye) ile dikildi ve insizyon bölgesine %10 povidon iyodin sürüldü (Şekil 3.8A). Ayrıca sıçanlardaki kanamaya bağlı olarak meydana gelen sıvı kaybını önlemek amacıyla 500 μl serum fizyolojik (SF) intraperitonal olarak uygulandı (Şekil 3.8B).

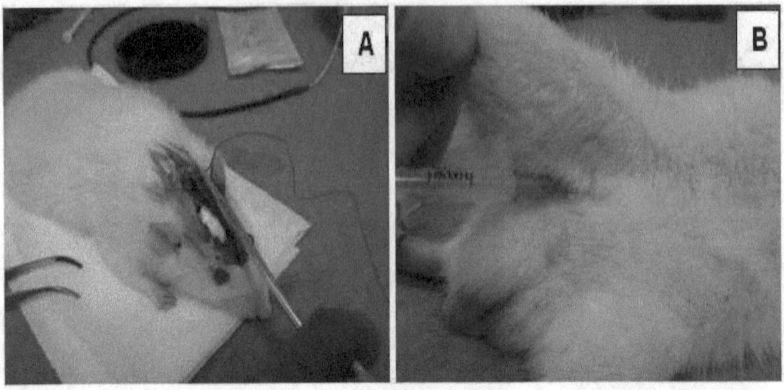

Şekil 3.8. Açılan insizyon bölgesinin dikilmesi (A) ve SF enjeksiyonu (B).

Cerrahi operasyonun hayvanların yem tüketimi ve vücut ağırlıklarını etkileyebileceği düşüncesi ve operasyona bağlı olarak hayvanlarda ortaya çıkabilecek ağrı duygusunun çalışmayı önemli derecede etkileyebileceğinden ve yanlış sonuçlara ulaşmayı engellemek açısından 1 hafta hayvanların kafalarındaki kesinin iyileşmesi ve hayvanların lateral ventriküllerine yerleştirilen beyin infüzyon kitlerine alışması için peptid infüzyonu gerçekleştirilmedi. Operasyondan sonraki ilk üç gün sıçanların kesi bölgesine dezenfektan sürelerek düzenli olarak pansumanları yapıldı. Ayrıca operasyona bağlı gelişebilecek ağrı ve enfeksiyonlardan hayvanları korumak amacıyla ilk 3 gün intramüsküler olarak analjezik (Parasetamol; 180 mg/kg) ve antibiyotik (Penisilin; 50 mg/kg) uygulamasına devam edildi.

Hayvanların kafa derilerinin iyileşme sürecinde sıçanlar bireysel kafeslerde tutularak operasyona bağlı olarak yem ve su tüketimleri ile vücut ağırlıklarında meydana gelen değişiklikler 7 gün süresince her gün ölçüldü. Bu ölçümler her gün sabah 09.00-10.00 saatleri arasında yapıldı.

3.6.5. Deneyin III. Aşaması (15-21. günler)

3.6.5.1. Ozmotik Mini Pompaların Yerleştirilmesi

Deneyin III. aşamasında kontrol grubundaki hayvanların sadece günlük yem ve su tüketimleri ile vücut ağırlıkları ölçüldü. Kontrol grubu dışında kalan hayvanlara aşağıda belirtilen uygulamalar yapıldı.

14. günün sonunda sıçanlara spontan solunumları ve göz kırpma refleksleri korunacak şekilde intramüsküler olarak 70 mg/kg ketamin, 8 mg/kg ksilazin ile anestezi uygulandı.

Spontan hareketleri kaybolan sıçanların ense kısmında kanülün yeri palpe edilerek belirlendi (Şekil 3.9A) ve bu kısmı traş edilerek traş edilen ense kısmına küçük bir kesi açıldı. Kesi bölgesine dezenfektan sürülerek açılan kesiden daha önceden hayvanlara yerleştirilen beyin infüzyon kitinin kanülüne ulaşıldı (Şekil 3.9B).

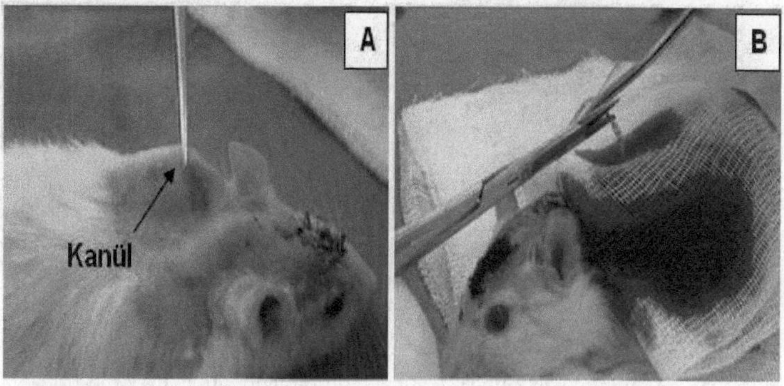

Şekil 3.9. Sıçanların ense derisinde bulunan kanülün tespit edilmesi (A) ve ense derisine açılan kesiden kanül ucunun çıkartılması (B).

Beyin infüzyon kitinin daha önceden ısı yardımıyla kapatılan ucu bir makas yardımıyla kesildi ve kit iğnesinin ucunun tıkanma ihtimali göz önüne alınarak Hamilton enjektörüyle küçük bir kabarcık oluşturulup enjektörün pistonu itilerek kabarcığın ilerlemesine bakıldı ve kitte herhangi bir tıkanmanın olup olmadığı kontrol edildi (Şekil 3.10).

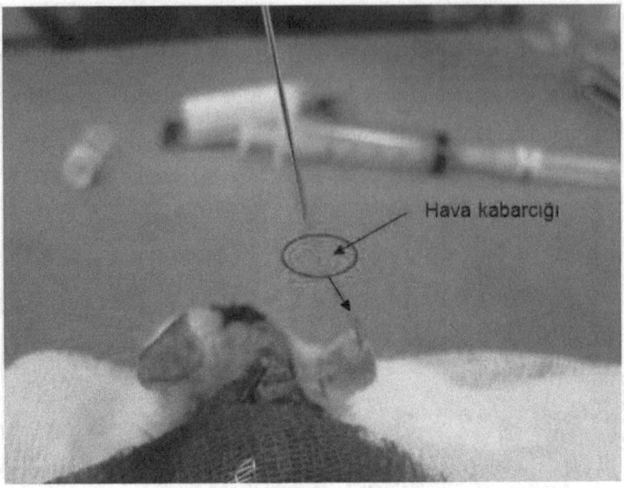

Şekil 3.10. Beyin infüzyon kitinde tıkanma olup-olmadığının belirlenmesi.

Sonrasında kanülün kabarcık oluşturulan kısmı tekrar kesilerek ozmotik mini pompaya beyin infüzyon kitinin kanülü hava kabarcığı kalmayacak şekilde bağlandı (Şekil 3.11A) ve ozmotik pompalar sıçanların ense derisinin altına yerleştirildi (Şekil 3.11B).

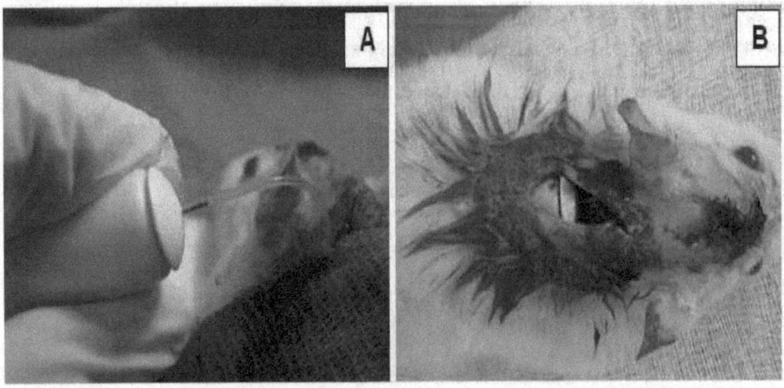

Şekil 3.11. Kanül ucunun ozmotik mini pompaya bağlanması (A) ve pompaların ense deri altına yerleştirilmesi (B).

İnsizyon bölgesi 3.0 ipek iplik (Doğsan Tıbbi Malzeme Sanayi A.Ş. Trabzon/Türkiye) ile dikildi ve insizyon bölgesine %10 povidon iyodin sürüldü. Operasyona bağlı olarak hayvanların ağrılarını azaltmak amacıyla sıçanlar anesteziden uyanmak üzere olduklarında analjezik ilaç (parasetamol, 180 mg/kg, i.p.) uygulaması yapıldı. Ayrıca operasyona bağlı maydana gelebilecek sıvı kaybını tolere etmek amacıyla sıçanlara 500 µl SF ip olarak uygulandı. Hayvanlar anesteziden uyandıktan sonra bireysel olarak tutulacakları kafeslere alındı. 1 hafta süresince gruplardaki hayvanların günlük yem tüketimleri ve vücut ağırlıkları takip edildi. Bu işlemler her gün sabah 9:00-10:00 saatleri arasında yapıldı.

3.6.6. Deneyin Sonlandırılması ve Dokuların Toplanması

İnfüzyon süresi sona ermeden 10 saat önce tüm gruplardaki hayvanların yemleri kafeslerinden alınarak sıçanlar aç bırakıldı. Sonrasında hayvanlar anestezi altında dekapite edildi. Deney sonunda sıçanların kan örnekleri ve beyin dokuları toplandı. Kan örnekleri 3500 rpm'de 10 dk santrifüj (Hettich, Almanya) edilerek serumları ayrıldı. Serumlar, hormon ve biyokimyasal analizler yapılıncaya kadar derin dondurucuda (-80°C) saklandı. Alınan hipotalamus dokusu boyuna bilateral olarak iki parçaya ayrıldı. Bütün sıçanların sağ hipotalamusları kuru buzda hemen dondurularak Western Blot analizleri için (-80°C) muhafaza edildi, grupların sol hipotalamusları ise içerisinde 700 µl RNA saklama solüsyonu (RNA later) bulanan ependorf tüplere (DNA ve RNA'dan arındırılmış) soğuk zincirde alındı ve analizler için derin dondurucu da muhafaza edildi.

3.6.7. Enjeksiyon Bölgesinin Doğruluğunu Teyit Etme

Normal şartlarda stereotaksik cihazda Bregma noktası referans alındığında Paxinos&Watson Stereotaksik Rat Beyin Atlası'nda belirtilen koordinatlara göre Bregmadan 0.8 mm posterior, 1.4 mm lateral, 4.8 mm vertikal olarak girildiğinde lateral ventriküle ulaşılması beklenir. Ancak hayvanların gelişmişlik düzeyi, yaşı ve bireysel özellikleri arasında farklılıklar görülebilir. Bu nedenle irisinin istenilen bölgeye (lateral ventrikül) verildiğinden emin olmak amacıyla çalışma tamamlandıktan sonra kanül içine bir kimyasal boya (metilen mavisi) verilerek beyinden kesitler alındı ve postmortem histolojik inceleme ile kanül ucunun lateral ventrikülde olduğu netleştirildi (Şekil 3.12).

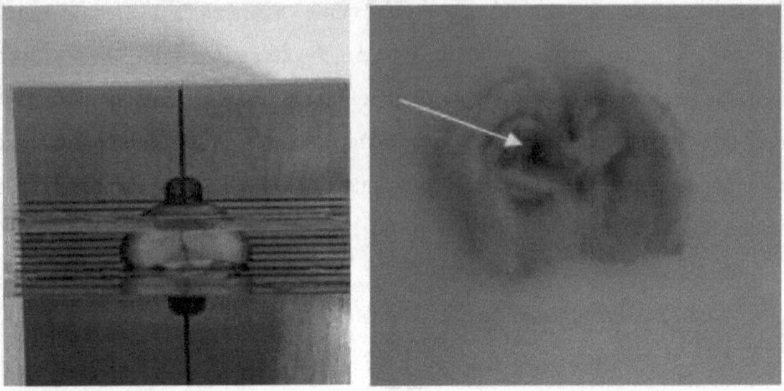

Şekil 3.12. Sıçan beyninde infüzyon bölgesinin doğruluğunu teyit etme.

3.6.8. Ozmotik Mini Pompaların İnfüzon Doğruluğunu Teyit Etme

Çalışma tamamlandıktan sonra sıçanların ense derisi altında yer alan ozmotik mini pompalar çıkartılarak pompa seti ile birlikte gelen ucu künt kanül yardımıyla pompanın dolum haznesinde kalan sıvının ölçümü yapıldı ve yBOS'ta çözünen irisinin infüzyonu teyit edildi.

3.7. Analizlerin Yapılması

3.7.1. RT-PCR Analizleri

Beyin dokusu β-Aktin, NPY, POMC, UCP-2 mRNA seviyelerinin tespiti için gruplardan alınan doku örnekleri steril şartlarda buz üzerinde küçük parçalar halinde kesilerek RNA saklama çözeltisi içine konuldu ve bu dokulardan Roche firmasının ürettiği "High Pure RNA Tissue kit" (lot no: 10156400, ref no:12033674001) kullanılarak toplam RNA saflaştırılması yapıldı. Protokole göre önce 25 mg doku tartıldı ve üzerine 350 µl "Lysis Buffer" eklendi. Daha sonra homojenizatörde 13.500 rpm hızda yaklaşık 1 dk homojenize edildi. Daha sonra homojenatın üzerine hacminin yarısı kadar etanol eklendi ve bu karışım vortekslendikten sonra 13000xg'de santrifüj edildi. Santrifüj sonrasında kolonun altındaki koleksiyon tüpü döküldü ve tekrar takılarak işleme devam edildi. Daha sonra kolona 100 µl "DNAse" eklendi ve 15 dakika oda sıcaklığında inkübe edildi. İnkübasyondan sonra 500 µl Wash buffer I eklendi ve 8000xg de 1 dakika oda sıcaklığında santrifüj edildi, üzerine 500 µl Wash buffer II eklendi ve 8000xg de 1 dakika oda sıcaklığında santrifüj edildi. Daha sonra üzerine 300 µl Wash buffer II eklendi ve 13000xg'de 2 dakika oda sıcaklığında santrifüj edildi. Santrifüj sonrası koleksiyon tüpü atıldı ve kolon steril bir ependorf tüpe alındı. Bu işlemden sonra kolona 100 µl "Elüsyon buffer" eklendi ve 8000xg'de 1 dakika oda sıcaklığında santrifüj edildi, tüpte toplanan sıvı total RNA olarak elde edildi.

"High Pure RNA Kit Protokolü" kiti ile beyin dokusu örneklerinden saflaştırılan toplam RNA'larda herhangi bir yıkımın olup olmadığının belirlenmesi amacıyla örnekler, %1 agaroz jelinde ve 1X TBE tamponu ile 100 mV'de elektroforez işlemine tabi tutuldu. RNA görüntülemesi UVP marka UVP Chemi Doc-It^2 sistemi ile ultraviyole ışık altında gerçekleştirildi. Saflaştırılan RNA'larda 28S ve 18S ribozomal bantların varlığı ve herhangi bir yıkımın olmadığı görüldü (Şekil 3.13).

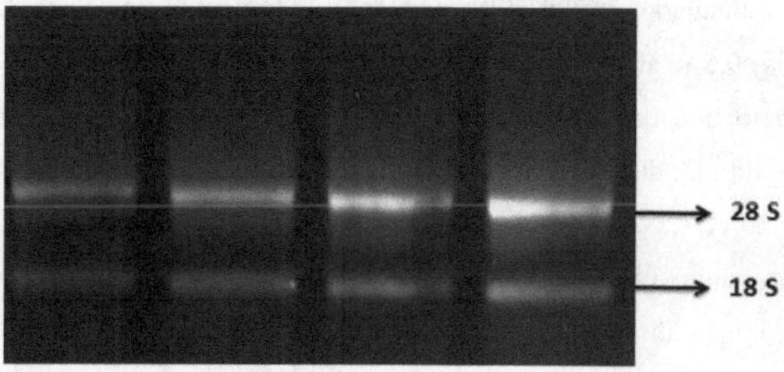

Şekil 3.13. Araştırmada her bir gruba ait beyin doku örneklerinden saflaştırılan RNA'lar.

Ayrıca dokulardan saflaştırılan RNA örneklerinin spektrofotometrik analizleri yapıldı. Örneklerin saf RNA içerdiği tespit edildi. Örneklerde ki RNA'ların miktar ve saflık tayini için "Biotek" marka spektrofotometre cihazı ile "Gen5" programları kullanıldı ve RNA düzeyi 260 ve 280 nm UV spektrumda ölçüldü. RNA miktarı ng/µL cinsinden hesaplandı ve 260/280 oranları yaklaşık 2 olan saf RNA örnekleri cDNA sentezinde kullanıldı.

3.7.1.1. cDNA Sentez Protokolü

cDNA sentezi için Roche firmasının ürettiği "Transcriptor First Strand cDNA Synthesis" kiti (Lot no:14585924, Ref no: 04896866001)" kullanıldı. cDNA sentezi firmanın önerdiği şekilde yapıldı. Kısaca 100 µl'lik PZR tüpüne 77 ng toplam RNA, 1 µl OligodT18 (50 pmol/µl), 1 µl Random Hexamer Primer (600 pmol/µl) ve toplam hacim 13 µl olacak şekilde bidistile su eklendi ve karıştırıldı. Daha sonra 65 °C'de 10 dakika PZR makinesinde ısıtıldı. Bu karışımın üzerine 4 µl "Transcriptor Reverse Transcriptase Reaction Buffer", 0.5 µl "Protector RNase Inhibitor", 2 µl Deoxynucleotide Mix (her nükleotid için 10 mM konsantrasyonda), 0.5 µl "Transcriptor Reverse Transcriptase" enzimi eklendi ve böylece toplam hacim 20 µl oldu. Karıştırılan numuneler PZR makinesinde 25°C'de 10 dakika, 55°C'de 60 dakika ve 85°C'de 5 dakika ısıtıldı ve daha sonra -20°C'de analize kadar saklandı.

3.7.1.2. Gerçek Zamanlı PZR Protokolü

Gerçek zamanlı PZR analizi; Roche Light Cycler 96 gerçek zamanlı PZR cihazı, Roche firmasının ürettiği "Fast Start Essential DNA Probes Master kit (Lot no: 10048800, Ref no: 06402682001)" ve "Real Time Ready Assay (*β-Actin* lot no: 90015222, Config no: 100081783; *NPY* lot no: 90016068, Config no: 100073627; *POMC* lot no: 90016069, Config no: 100073645; *UCP-2* lot no: 90014993, Config no: 100072244 "(8 pmol/µl) hidroliz problu primerler kullanılarak yapıldı. Reaksiyonlar 10 µl toplam hacimde hazırlandı. Bunun için 5 µl master mix, 0.5 µl Real Time Ready Mix, 2 µl PZR kalitesinde su ve 2.5 µl cDNA olacak şekilde hazırlandı. Çalışmada her örnek için 3 tekrar yapıldı. PZR şartları firmanın önerdiği şekilde yapıldı; ilk denaturasyon 95 °C'de 10 dakika, ikinci denaturasyon 95 °C'de 10 saniye, bağlanma 60 °C'de 30 saniye ve polimerizasyon 72 °C'de 1 saniye olarak oluşturuldu ve 55 döngü tekrarlandı. Tablo 3.3'de dizilimleri ve büyüklükleri verilen primerler gen ifadelerinin analizinde kullanıldı.

Tablo 3.3. Primer dizilimleri (EK 2-5).

GEN ADI	Primer dizisi (Forward ve Reverse)	NCBI Reference Sequence Number	Beklenen Primer PCR ürün büyüklüğü (Amplifikasyon ürünü)
β-Aktin	F: 5' CTAAGGCCAACCGTGAAAAG 3'	NM_031144	79 bp
	R: 5' GCCTGGATGGCTACGTACA 3'		
NPY	F: 5' CCCCACATCTCATCTCATCC 3'	NM_012614	73 bp
	R: 5' GAATCCAGCCTGGTGGTG 3'		
POMC	F: 5' AGGACCTCACCACGGAAAG 3'	NM_139326	63 bp
	R: 5' CCGAGAGGTCGAGTCTGC 3'		
UCP2	F: 5' ACTGTGCCCTGACCATGC 3'	AB010743.1	72 bp
	R: 5' GGAGGAAGGAAGGCATGAA 3'		

Her bir örnekten saflaştırılan RNA'lardan elde edilen cDNA'lar, β-Aktin, NPY, POMC, UCP2 genlerine özgü primerler kullanılarak gerçek zamanlı PZR ile çoğaltıldı (Şekil 3.14) ve gen ifadesindeki değişimler *β–aktin* genine oranla belirlendi.

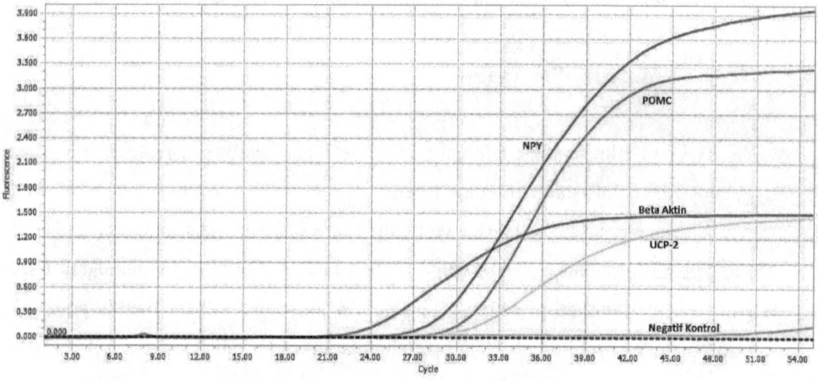

Şekil 3.14. "Hydrolysis Probe" kimyası kullanılarak β-Aktin ve NPY, UCP2 ve POMC mRNA'larından sentezlenen cDNA'ların gerçek zamanlı PZR ile çoğaltımı sırasındaki oluşan çoğalım eğrileri.

β-Aktin ve NPY, UCP2 ve POMC cDNA'ları kullanılarak yapılan gerçek zamanlı PZR sonrası agaroz jelinde örnekler koşturularak primer bağlanmasının özgüllüğü kontrol edildi. Analiz sonucunda her iki gen için tek ve istenilen boyda bir DNA bandı oluştuğu görüldü (Şekil 3.15).

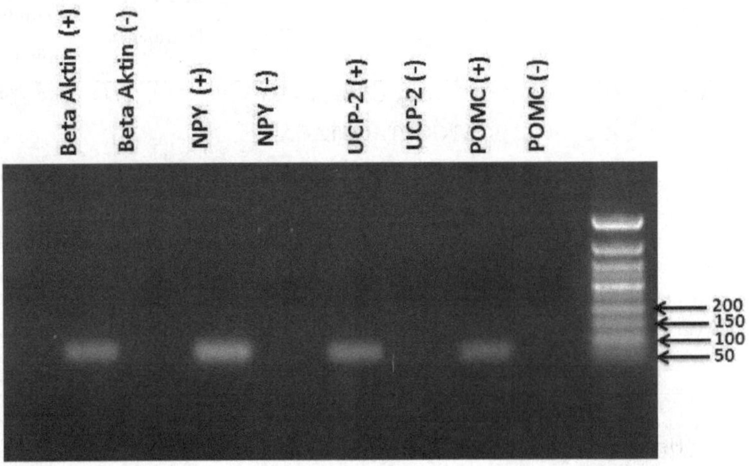

Şekil 3.15. β-Aktin ve NPY, UCP2, POMC cDNA'larının PZR'deki çoğalımının agaroz jel (%2) elektroforezi görüntüsü. Kullanılan DNA Markeri 50 bp DNA Markeri'dir (Bioron, 50 bp, Katalog no: 304007).

3.7.2. Western Blot Analizi

Western Blot analizleri İnönü Üniversitesi Tıp Fakültesi Biyoteknoloji Araştırma ve Uygulama Birimi Laboratuvarlarında yapıldı.

Alınan hipotalamus dokusu ve bütün hücre lizatları, lizis tamponu kullanılarak elde edildi. Toplam protein konsantrasyonu, protein miktarı ölçüm kiti kullanılarak tespit edildi. Her bir örnekten toplam proteinin 30 μg'ı, %15'lik sodyum dodesil sülfat-poliakrilamid jel elektroforezinde yürütüldü ve PVDF membranlara transfer edildi. Membranlar TBS tamponu ile hazırlanan %5 kuru süt ile bloke edildi, yıkama aşamalarından sonra %2.5 kuru süt içinde sıçan spesifik NPY, POMC, UCP2 primer antikorları ile 4 °C'de gece boyunca inkübe edildi. Membranlar TBS-T ile yıkandıktan sonra, HRP konjuge edilmiş anti-tavşan veya anti-fare sekonder antikoru ile 1 saat inkübe edildi. Yükleme kontrolü olarak fare anti-β-aktin antikoru kullanıldı.

Kemilüminesan tarama, Chemi Glow tarama ajanları ile gerçekleştirildi. Blotlar UVP Chemi Doc-It^2 görüntüleyici ile görüntülendi ve Image J programı ile dansitometre ölçümleri yapıldı. Tüm deneyler üç kez bağımsız olarak tekrarlandı (111, 112). Deneyde ölçülen doku protein seviyesi β-aktin'e oranlandı.

3.7.3. Hormon ve Biyokimyasal Parametrelerin Tayini

ELISA analizleri İnönü Üniversitesi Tıp Fakültesi Tıbbi Biyokimya Araştırma Laboratuvarlarında yapıldı. Serum leptin seviyesini belirlemek için sıçan için spesifik leptin ELISA kiti (BioVendor), serum ghrelin seviyesini belirlemek için ghrelin ELISA kiti (Elabscience) kullanıldı.

Deneysel çalışmada grupların ayrıca serum metabolik parametreleri (glikoz, kolestrol, trigliserit, HDL, LDL) belirlendi. Bu parametrelerin tayini fotometrik yöntemle Cobas Integra 1600 tam otomatik biyokimya analizatör (Roche Diagnostics, Mannheim, Almanya) kullanılarak yapıldı.

3.7.3.1. Serum Leptin Seviyelerinin ELISA Yöntemiyle Belirlenmesi

Serum leptin seviyesini belirlemek için ELISA kiti ile birlikte gelen deney protokolü uygulandı. Analzilere başlamadan önce kit içinde bulunan 4000 pg/ml konsantrasyona sahip standart, dilüsyon buffer solüsyonu kullanılarak;

1. Standart (S1) 4000 pg/ml,
2. Standart (S2) 2000 pg/ml
3. Standart (S3) 1000 pg/ml,
4. Standart (S4) 400 pg/ml,
5. Standart (S5) 200 pg/ml,
6. Standart (S6) 100 pg/ml final konsatrasyonlara sahip olacak şekilde dilüe edildi (Şekil 3.16)

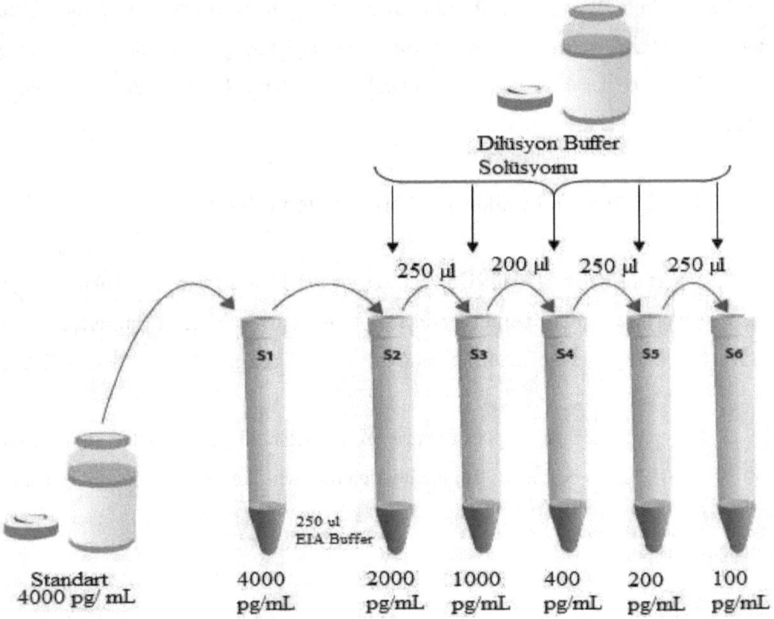

Şekil 3.16. Serum leptin ELISA standart solüsyonunun dilüe edilmesi.

Hazırlanan standartlar, numuneler, ELISA tamponu ve antikor, 96 kuyucuklu ELISA Kit plağına Şekil 3.17'de gösterildiği gibi pipetlendi.

	1	**2**	**3**	**4**	**5**	**6**	**7**	**8**	**9**	**10**	**11**	**12**
A	S1	S1	1	1	9	9	17	17	25	25	33	33
B	S2	S2	2	2	10	10	18	18	26	26	34	34
C	S3	S3	3	3	11	11	19	19	27	27	35	35
D	S4	S4	4	4	12	12	20	20	28	28	36	36
E	S5	S5	5	5	13	13	21	21	29	29	37	37
F	S6	S6	6	6	14	14	22	22	30	30	38	38
G	BLK	BLK	7	7	15	15	23	23	31	31	39	39
H	BLK	BLK	8	8	16	16	24	24	32	32	40	40

Şekil 3.17. Serum leptin düzeyinin belirlenmesinde kit plağının düzeni.

Analiz için kit plağının düzeni sağlandıktan sonra aşağıda belirtilen ELISA analiz protokolü uygulandı.

- Standartlar, kontroller, dilüsyon bufferları ve dilüe edilmiş örnekler 100 μl hacminde plak düzeninde gösterildiği şekilde pipetlendi (Şekil 3.17).
- Plaka oda sıcaklığında (25 °C) 1 saat inkübe edildi ve mikroplate çalkalayıcıda 300 rpm'de çalkalandı.
- Yıkama solüsyonu ile (her kuyucuğa 0.35 ml) plak 3 defa yıkandı. En son yıkamadan sonra plaka kağıt havluya ters çevrilerek vuruldu.
- İşaretli antikordan tüm kuyucuklara 100 μl eklendi.
- Tekrar plak oda sıcaklığında (25 °C) 1 saat inkübe edildi ve mikroplate çalkalayıcıda 300 rpm'de çalkalandı.
- Tekrar yıkama solüsyonu ile (her kuyucuğa 0.35 ml) plak 3 defa yıkandı. En son yıkamadan sonra plaka kağıt havluya ters çevrilerek vuruldu.
- Tüm kuyucuklara 100 μl Streptavidin-HRP konjuge solüsyonu eklendi.
- Tekrar plak oda sıcaklığında (25 °C) 30 dakika inkübe edildi ve mikroplate çalkalayıcıda 300 rpm'de çalkalandı.
- Plak tekrardan yıkama solüsyonu ile (her kuyucuğa 0.35 ml) 3 defa yıkandı. En son yıkamadan sonra plaka kağıt havluya ters çevrilerek vuruldu.
- Her kuyucuğa 100 μl substrat solüsyonu eklendi ve plak alimunyum folyoyla sarılarak gün ışığı alması engellendi.
- Plak 15 dakika (10-20 dakika arası uygun) oda sıcaklığında inkübe edildi.
- Renk gelişimini durdurmak için 100 μl stop solüsyonu (tüm kuyucuklara) eklendi.
- 450 nm dalga boyunda ELISA plate okuyucusunda okuma yapıldı.

3.7.3.2. Serum Ghrelin Seviyelerinin ELISA Yöntemi ile Belirlenmesi

Sıçanların serum ghrelin seviyesini belirlemek için ELISA kiti ile birlikte gelen deney protokolü uygulandı. Analizlere başlamadan önce kit içinde bulunan 10 ng/mL konsantrasyona sahip standart, dilüsyon buffer solüsyonu kullanılarak;

1. Standart (S1) 10 ng/mL,
2. Standart (S2) 5 ng/mL,
3. Standart (S3) 2.5 ng/mL,
4. Standart (S4) 1.25 ng/mL,

5. Standart (S5) 0.63 ng/mL,

6. Standart (S6) 0.31 ng/mL,

7. Standart (S7) 0.16 ng/mL, final konsatrasyonlara sahip olacak şekilde dilüe edildi (Şekil 3.18).

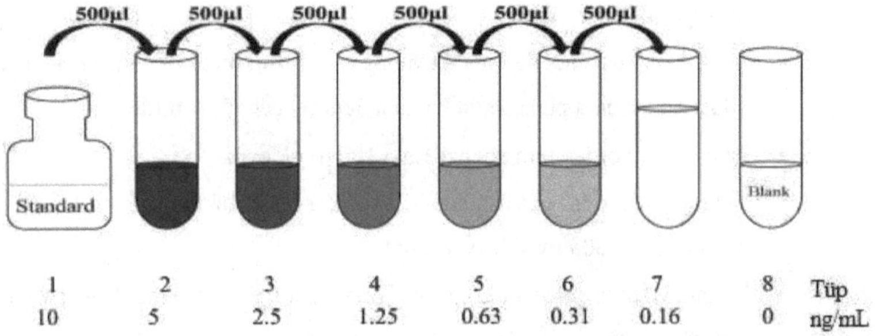

Şekil 3.18. Serum ghrelin ELISA kit standartının dilüe edilmesi.

Hazırlanan standartlar, numuneler, ELISA tamponu ve antikor, 96 kuyucuklu ELISA kit plağına Şekil 3.19'da gösterildiği gibi pipetlendi.

	1	2	3	4	5	6	7	8	9	10	11	12
A	S1	S1	N1	N1	N9	N9	N17	N17	N25	N25	N33	N33
B	S2	S2	N2	N2	N10	N10	N18	N18	N26	N26	N34	N34
C	S3	S3	N3	N3	N11	N11	N19	N19	N27	N27	N35	N35
D	S4	S4	N4	N4	N12	N12	N20	N20	N28	N28	N36	N36
E	S5	S5	N5	N5	N13	N13	N21	N21	N29	N29	N37	N37
F	S6	S6	N6	N6	N14	N14	N22	N22	N30	N30	N38	N38
G	S7	S7	N7	N7	N15	N15	N23	N23	N31	N31	N39	N39
H	BLK	BLK	N8	N8	N16	N16	N24	N24	N32	N32	N40	N40

Şekil 3.19. Serum leptin düzeyinin belirlenmesinde kit plağının düzeni. (S: Standart eklenen kuyucuk, BLK: Boş kuyucuk, N: Serum numunesi).

Analiz için kit plağının düzeni sağlandıktan sonra aşağıda belirtilen ELISA analiz protokolü uygulandı.

- 50 µl standart ve örnekler ELISA plağına eklendi.
- Her kuycuğa 50 µl kit içerisinde gelen Biyotinilat eklendi.
- Plak 45 dakika 37 °C'de inkübe edildi.
- Aspirasyon ve yıkama işlemi 3 defa tekrarlandı.
- Her kuycuğa kit içerisinde HRP Conjugate'tan 50 µl eklendi.
- Plak 30 dakika 37 °C'de inkübe edildi.
- 5 kez aspire ve yıkama işlemi uygulandı.
- 90 µl substrate Reagent eklendi.
- Plak 15 dakika 37 °C'de inkübe edildi.
- Renk gelişimini durdurmak için 50 µl stop solüsyonu (tüm kuyucuklara) eklendi.
- 450 nm dalga boyunda ELISA plate okuyucusunda okuma yapıldı.

3.7.3.3. Serum Metabolik Parametrelerin (TG, LDL, HDL, Total kolestrol, Glukoz) Fotometrik Yöntemle Belirlenmesi

Fotometrik yöntem; çözelti içindeki madde miktarının, çözeltiden geçen veya çözeltinin tuttuğu ışık miktarından faydalanarak belirlenmesi temeline dayanan bir yöntemdir. Hayvanların serum TG, total kolestreol, HDL ve LDL düzeyleri Cobas Integra 1600 tam otomatik biyokimya analizatör (Roche Diagnostics, Mannheim, Almanya) kullanılarak belirlendi.

3.7.4. Verilerin İstatistiksel Analizi

Analizlerde IBM SPSS Statistics 22.0 for Windows paket programı kullanıldı. Normal dağılıma uygunluk Shapiro Wilk testi ile incelendi. Nicel değişkenlerin gruplar arası karşılaştırılmalarında Kruskal Wallis H testi kullanıldı. Önemli farklılık belirlendiğinde çoklu karşılaştırmalar Bonferroni düzeltmeli Mann Whitney U testi ile gerçekleştirildi. Nicel veriler ortanca (en küçük-en büyük) ile özetlendi. $p<0.05$ değeri istatistiksel olarak önemli kabul edildi.

4.BULGULAR

4.1. Sıçanlara İcv İrisin Uygulanmasının Yem Tüketimi Üzerine Etkileri

4.1.1. Gruplar Arası Yem Tüketimindeki Farklılıklar

Gruplardaki sıçanların deneyin I. aşamasındaki (1-7.günler) ortalama günlük tükettikleri yem miktarları Tablo 4.1 ve Şekil 4.1'de gösterilmiştir. Çalışmanın bu aşamasında gruplarda yer alan sıçanların yem tüketim miktarları istatistiksel olarak farklılık göstermedi ($p>0.05$).

Tablo 4.1. Gruplardaki hayvanların operasyon öncesinde tükettikleri yem miktarı.

		1-7. günler	
Gruplar	**n**	**Ortalama Yem Tüketimi (g/gün)**	***p***
Kontrol	10	18.00 (15.16-20.83)	0.688
Sham	10	18.06 (17.00-21.00)	
10 nM İrisin	10	17.81 (16.62-19.37)	
100 nM İrisin	10	18.25 (15.12-20.62)	

(Değerler ortanca (en küçük-en büyük) olarak ifade edildi.)

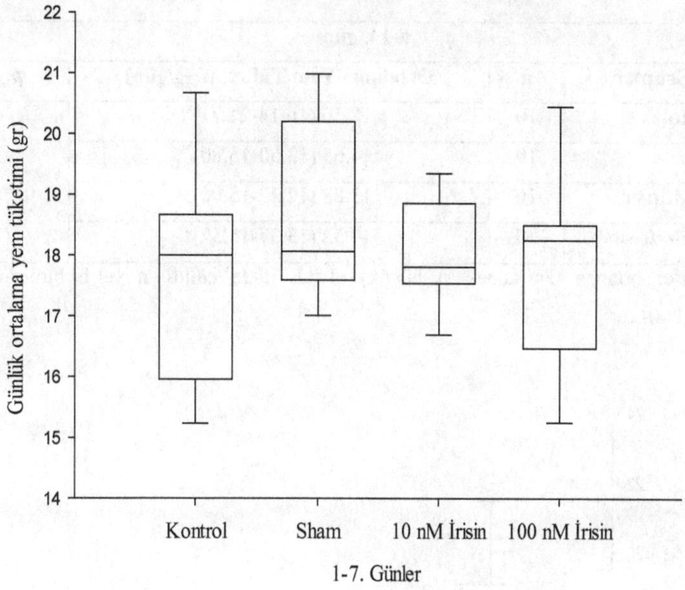

Şekil 4.1. Gruplardaki hayvanların operasyon öncesinde tükettikleri yem miktarı (Verilerin değerlendirilmesi Kruskal Wallis H testi kullanılarak yapıldı. Değerler ortanca (en küçük-en büyük) olarak ifade edildi).

Gruplardaki sıçanların cerrahi operasyondan (BİK'lerinin yerleştirilmesi) sonra (8-14.günler) ortalama günlük tükettikleri yem miktarları Tablo 4.2 ve Şekil 4.2'de gösterilmiştir. Yem tüketimleri açısından gruplar karşılaştırıldığında operasyon yapılan tüm grupların kontrol grubuna göre tükettikleri yem miktarının azaldığı ve bu azalmanın istatistiksel olarak anlamlı düzeyde olduğu belirlendi ($p<0.0001$).

Tablo 4.2. Operasyon sonrası gruplardaki sıçanların tükettikleri yem miktarı.

8-14. günler			
Gruplar	**n**	**Ortalama Yem Tüketimi (g/gün)**	***p***
Kontrol	10	18.50 (16.14-21.71)[a]	0.0001
Sham	10	14.65 (13.50-15.80)[b]	
10 nM İrisin	10	13.88 (12.22-15.00)[b]	
100 nM İrisin	10	14.52 (13.37-15.52)[b]	

(Değerler ortanca (en küçük-en büyük) olarak ifade edildi. a ve b birbirinden farklı; $^{a,b}p<0.0001$)

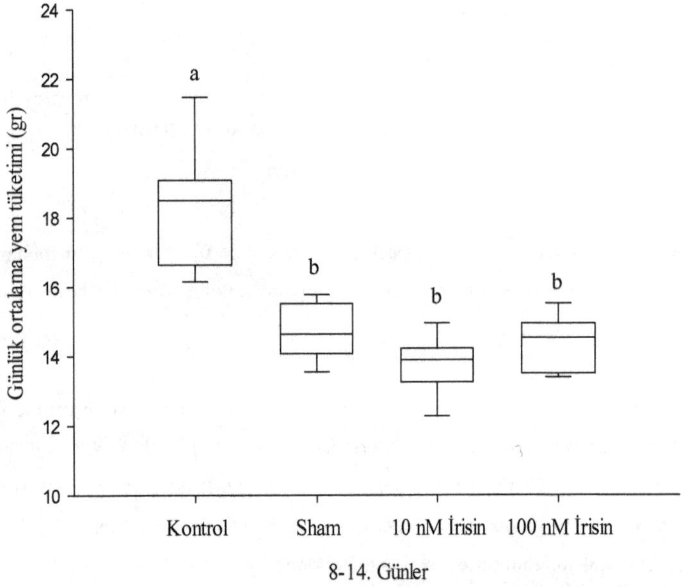

Şekil 4.2. Operasyon sonrası gruplardaki sıçanların tükettikleri yem miktarı (Verilerin değerlendirilmesi Kruskal Wallis H testi kullanılarak yapıldı. Çoklu karşılaştırmalar Bonferroni düzeltmeli Mann Whitney U testi ile değerlendirildi. Değerler ortanca (en küçük-en büyük) olarak ifade edildi. a ve b birbirinden farklı; $^{a,b}p<0.0001$).

Ozmotik mini pompaların takılmasından (kontrol hariç) sonra (15-21. günler) gruplar arasında yem tüketimlerinde meydana gelen değişimler Tablo 4.3 ve Şekil 4.3'de sunulmuştur. Kontrol grubu ile Sham grubu karşılaştırıldığında grupların yem tüketimleri açısından farklılık olmadığı görüldü. Hem 10 hem de 100 nM irisin uygulanan gruplar sham ve kontrol gruplarıyla karşılaştırıldığında, irisin uygulamasının hayvanların yem tüketimini arttırdığı görüldü ($p<0.0001$).

Tablo 4.3. İnfüzyon döneminde gruplardaki hayvanların günlük ortalama yem tüketimleri.

		15-21. günler	
Gruplar	**n**	**Ortalama Yem Tüketimi (g/gün)**	***p***
Kontrol	10	18.94 (17.02-21.62)[a]	0.0001
Sham	10	18.00 (16.52-18.74)[a]	
10 nM İrisin	10	22.12 (20.25-24.85)[b]	
100 nM İrisin	10	22.75 (20.94-24.22)[b]	

(Değerler ortanca (en küçük-en büyük) olarak ifade edildi. a ve b birbirinden farklı; [a,b]$p<0.0001$)

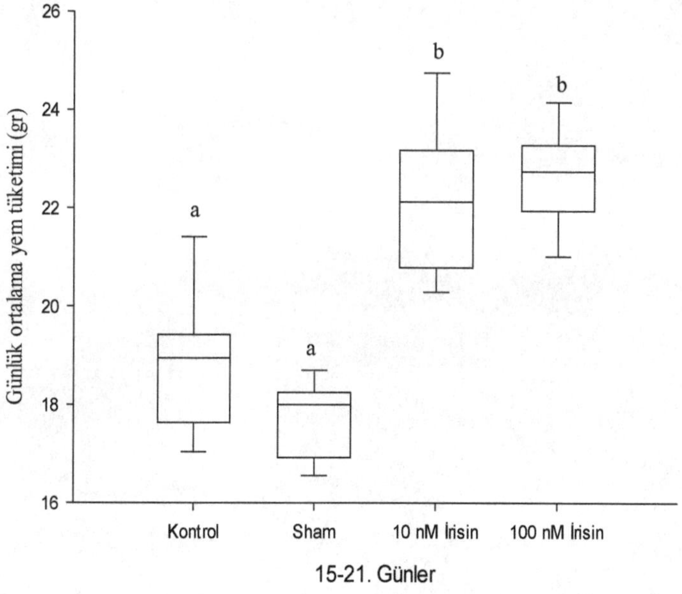

Şekil 4.3. İnfüzyon döneminde gruplardaki hayvanların günlük ortalama yem tüketimleri (Verilerin değerlendirilmesi Kruskal Wallis H testi kullanılarak yapıldı. Çoklu karşılaştırmalar Bonferroni düzeltmeli Mann Whitney U testi ile değerlendirildi. Değerler ortanca (en küçük-en büyük) olarak ifade edildi. a ve b birbirinden farklı; [a,b]$p<0.0001$).

4.1.2. Grup İçi Yem Tüketimindeki Farklılıklar

Kontrol grubundaki hayvanların kendi içinde 1-3. haftalarda tükettikleri ortalama yem miktarları Tablo 4.4 ve Şekil 4.4'de gösterilmiştir. Kontrol grubundaki sıçanların ilk hafta tükettikleri ortalama yem miktarlarının 2. ve 3. haftalarda tükettikleri yem miktarları ile benzer düzeyde olduğu görüldü ($p>0.05$).

Tablo 4.4. Kontrol grubundaki hayvanların 21 günlük ortalama yem tüketimi.

Kontrol			
Günler	**n**	**Ortalama Yem Tüketimi (g/gün)**	***p***
1-7.	10	18.00 (15.16-20.83)	0.567
8-14.	10	18.50 (16.14-21.71)	
15-21.	10	18.94 (17.02-21.62)	

(Değerler ortanca (en küçük-en büyük) olarak ifade edildi.)

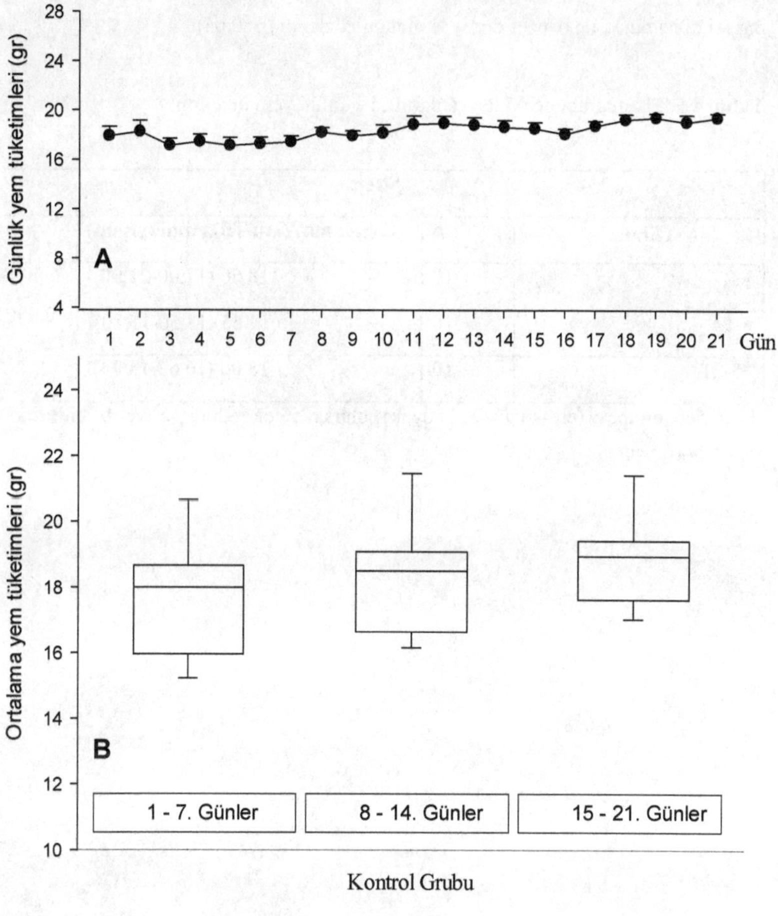

Şekil 4.4. Kontrol grubundaki hayvanların deney süresince günlük (A) ve haftalık (B) ortalama yem tüketim miktarları (Verilerin değerlendirilmesi Kruskal Wallis H testi kullanılarak yapıldı. Değerler ortanca (en küçük-en büyük) olarak ifade edildi).

Sham grubundaki hayvanların kendi içinde operasyondan öncesi (1-7. günler), operasyon sonrası (8-14. günler) ve infüzyon (15-21. günler) dönemlerinde tükettikleri ortalama yem miktarları Tablo 4.5 ve Şekil 4.5'de gösterilmiştir. Sham grubundaki hayvanların cerrahi operasyon öncesi tükettikleri yem miktarının (1-7. günler), beyin infüzyon kitlerinin yerleştirilmesiyle (8-14. günler) anlamlı düzeyde azaldığı belirlendi ($p<0.001$).

yBOS infüzyonu yapıldığı dönemde ise (15-21. günler) yem tüketimlerinin cerrahi operasyon öncesi dönemdeki ile benzer düzeyde olduğu gözlendi ($p>0.05$).

Tablo 4.5. Sham grubundaki hayvanların 21 günlük yem tüketimi.

Sham			
Günler	**n**	**Ortalama Yem Tüketimi (g/gün)**	***p***
1-7.	10	18.06 (17.00-21.00)[a]	0.0001
8-14.	10	14.65 (13.50-15.80)[b]	
15-21.	10	18.00 (16.52-18.74)[a]	

(Değerler ortanca (en küçük-en büyük) olarak ifade edildi. a ve b birbirinden farklı; $^{a,b}p<0.0001$)

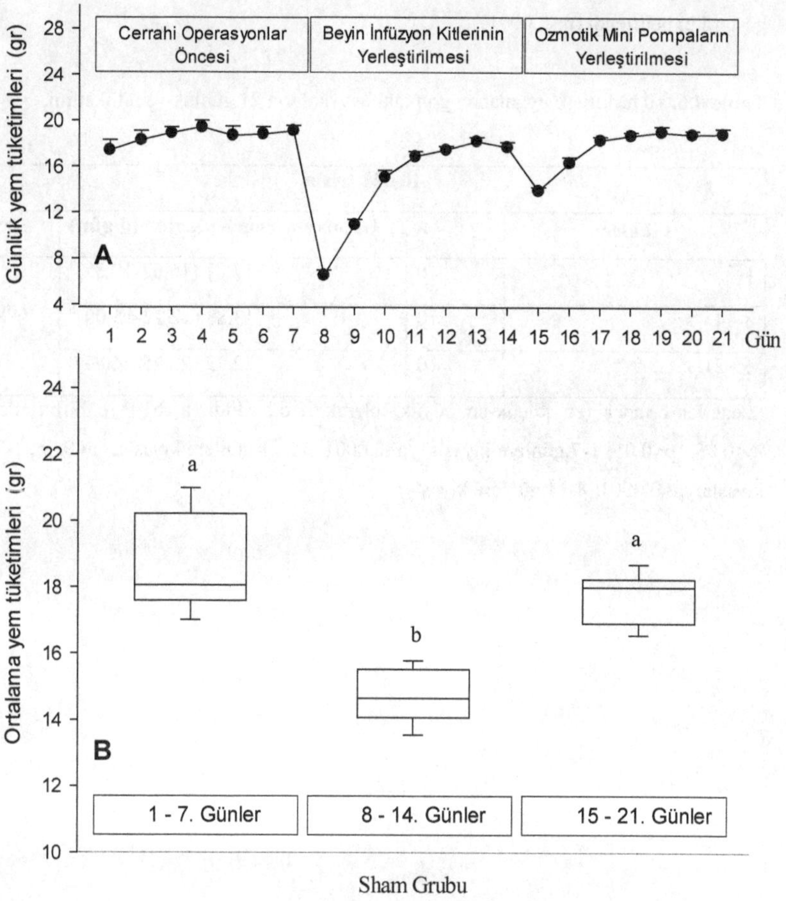

Şekil 4.5. Sham grubundaki hayvanların deney süresince günlük (A) ve haftalık (B) ortalama yem tüketim miktarları (Verilerin değerlendirilmesi Kruskal Wallis H testi kullanılarak yapıldı. Çoklu karşılaştırmalar Bonferroni düzeltmeli Mann Whitney U testi ile değerlendirildi. Değerler ortanca (en küçük-en büyük) olarak ifade edildi. a ve b birbirinden farklı; $^{a,b}p<0.0001$).

10 nM irisin uygulanan hayvanların operasyon öncesi (1-7. günler), BİK yerleştirildikten sonra (8-14. günler) ve infüzyon dönemindeki (15-21. günler) tükettikleri ortalama yem miktarları Tablo 4.6 ve Şekil 4.6'da gösterilmiştir. 10 nM irisin uygulanan gruptaki hayvanların günlük tükettikleri yem miktarının BİK'lerinin yerleştirilmesine bağlı

olarak azaldığı (p<0.0001), irisin uygulamasına bağlı olarak ise önemli seviyede artış gösterdiği belirlendi (p<0.0001).

Tablo 4.6. 10 nM irisin uygulanan gruptaki hayvanların 21 günlük yem tüketimi.

10 nM İrisin			
Günler	**n**	**Ortalama Yem Tüketimi (g/gün)**	***p***
1-7.	10	17.81 (16.62-19.37)[a]	0.0001
8-14.	10	13.88 (12.22-15.00)[b]	
15-21.	10	22.12 (20.25-24.85)[c]	

(Değerler ortanca (en küçük-en büyük) olarak ifade edildi. a, b ve c birbirinden farklı; [a]p<0.05, [b]p<0.05; 1-7.günlere kıyasla, [b]p<0.0001; 15-21.günlere kıyasla, [c]p<0.05; 1-7.günlere kıyasla, [c]p<0.0001; 8-14.günlere kıyasla)

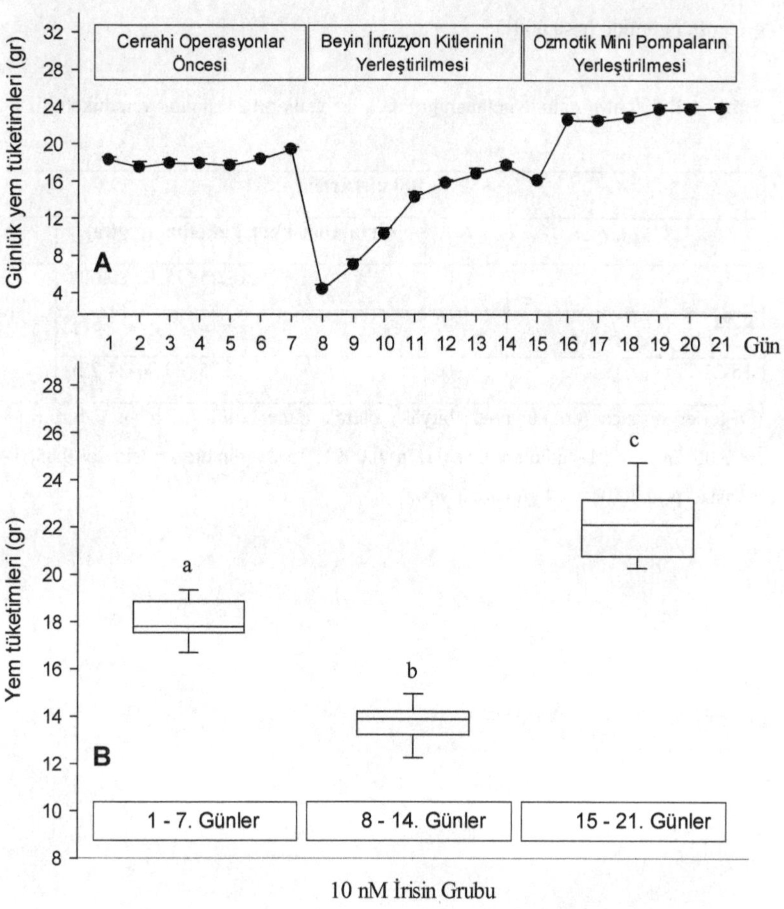

Şekil 4.6. 10 nM irisin grubundaki hayvanların deney süresince günlük (A) ve haftalık (B) ortalama yem tüketim miktarları (Verilerin değerlendirilmesi Kruskal Wallis H testi kullanılarak yapıldı. Çoklu karşılaştırmalar Bonferroni düzeltmeli Mann Whitney U testi ile değerlendirildi. Değerler ortanca (en küçük-en büyük) olarak ifade edildi. a, b ve c birbirinden farklı; $^{a}p<0.05$; $^{b}p<0.05$; 1-7. günlere kıyasla, $^{b}p<0.0001$; 15-21. günlere kıyasla, $^{c}p<0.05$; 1-7. günlere kıyasla, $^{c}p<0.0001$; 8-14. günlere kıyasla).

100 nM irisin uygulanan hayvanların deney süresince yem tüketimi miktarlarında meydana gelen değişiklikler Tablo 4.7 ve Şekil 4.7'de gösterilmiştir. 100 nM irisin uygulanan gruptaki hayvanların günlük tükettikleri yem miktarının BİK'lerinin yerleştirilmesine bağlı

olarak azaldığı ($p<0.0001$), irisin uygulamasına bağlı olarak ise önemli seviyede artış gösterdiği görüldü ($p<0.0001$).

Tablo 4.7. 100 nM irisin uygulanan gruptaki hayvanların 21 günlük yem tüketimi.

100 nM İrisin			
Günler	**N**	**Ortalama Yem Tüketimi (g/gün)**	***p***
1-7.	10	18.25 (15.12-20.62)[a]	0.0001
8-14.	10	14.52 (13.37-15.52)[b]	
15-21.	10	22.75 (20.94-24.22)[c]	

(Değerler ortanca (en küçük-en büyük) olarak ifade edildi. a, b ve c birbirinden farklı; $^{a}p<0.05$, $^{b}p<0.05$; 1-7.günlere kıyasla, $^{b}p<0.0001$; 15-21.günlere kıyasla, $^{c}p<0.05$; 1-7.günlere kıyasla, $^{c}p<0.0001$; 8-14.günlere kıyasla)

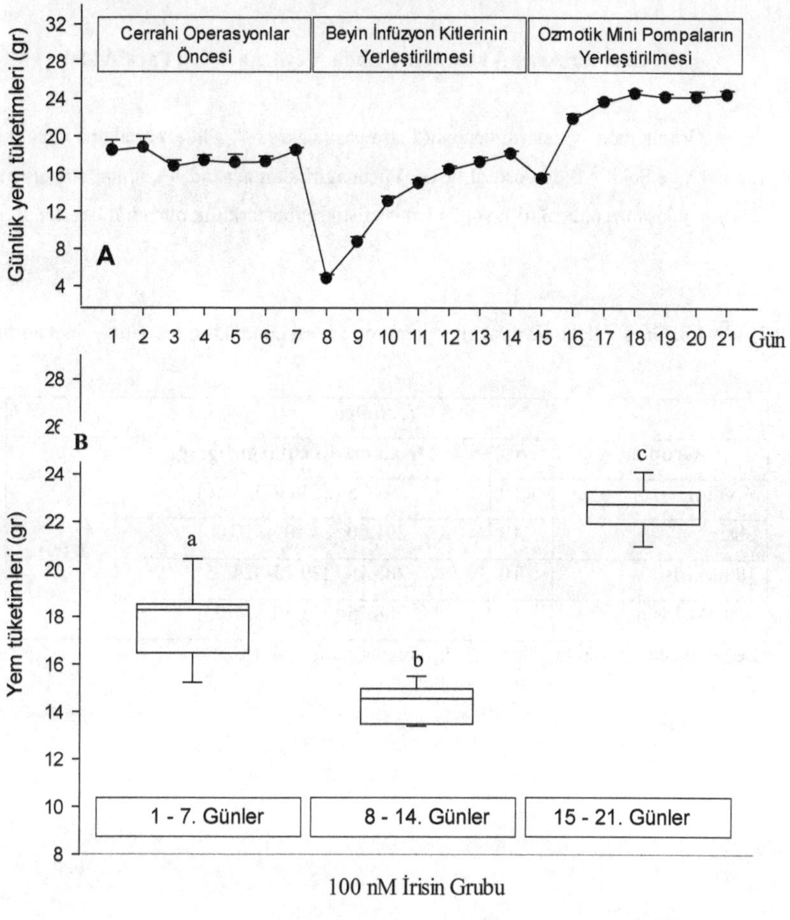

Şekil 4.7. 100 nM irisin grubundaki hayvanların deney süresince günlük (A) ve haftalık (B) ortalama yem tüketim miktarları (Verilerin değerlendirilmesi Kruskal Wallis H testi kullanılarak yapıldı. Çoklu karşılaştırmalar Bonferroni düzeltmeli Mann Whitney U testi ile değerlendirildi. Değerler ortanca (en küçük-en büyük) olarak ifade edildi. a, b ve c birbirinden farklı; $^{a}p<0.05$, $^{b}p<0.05$; 1-7. günlere kıyasla, $^{b}p<0.0001$; 15-21. günlere kıyasla, $^{c}p<0.05$; 1-7. günlere kıyasla, $^{c}p<0.0001$; 8-14. günlere kıyasla).

4.2. Sıçanlara İcv İrisin Uygulanmasının Vücut Ağırlığı Üzerine Etkileri

4.2.1. Gruplar Arası Vücut Ağırlığında Meydana Gelen Farklılıklar

Gruplardaki sıçanların deneyin I. aşamasındaki (1-7. günler) ortalama vücut ağırlıkları Tablo 4.8 ve Şekil 4.8'de gösterilmiştir. Vücut ağırlıkları açısından gruplar karşılaştırıldığında deneyin bu aşamasında ağırlık yönünden istatistiksel bir farklılık olmadığı belirlendi ($p>0.05$).

Tablo 4.8. Gruplardaki hayvanların operasyon öncesi dönemdeki ortalama vücut ağırlıkları.

1-7. günler			
Gruplar	**n**	**Ortalama Vücut Ağırlığı (g)**	***p***
Kontrol	10	291.75 (253.00-323.66)	0.991
Sham	10	291.00 (242.00-317.00)	
10 nM İrisin	10	283.18 (229.75-324.75)	
100 nM İrisin	10	288.75 (233.50-327.00)	

(Değerler ortanca (en küçük-en büyük) olarak ifade edildi.)

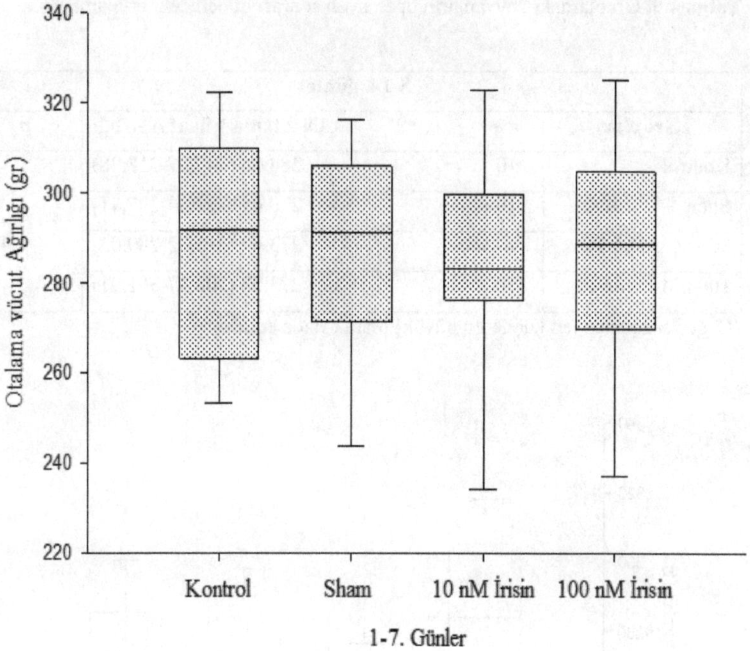

Şekil 4.8. Gruplardaki hayvanların operasyon öncesi dönemdeki ortalama vücut ağırlıkları (Verilerin değerlendirilmesi Kruskal Wallis H testi kullanılarak yapıldı. Değerler ortanca (en küçük-en büyük) olarak ifade edildi).

Gruplardaki sıçanların deneyin II. aşamasındaki (8-14. günler) ortalama vücut ağırlıkları Tablo 4.9 ve Şekil 4.9'da gösterilmiştir. Deneyin bu aşamasında vücut ağırlıkları açısından gruplar karşılaştırıldığında, operasyona bağlı olarak sham ve irisin gruplarında kontrole kıyasla vücut ağırlığının azaldığı ancak bu azalmanın istatistiksel olarak anlamlı olmadığı görüldü ($p>0.05$).

Tablo 4.9. Gruplardaki hayvanların operasyon sonrası dönemdeki ortalama vücut ağırlıkları.

8-14. günler			
Gruplar	**n**	**Ortalama Vücut Ağırlığı**	***p***
Kontrol	10	284.06 (247.77-318.98)	0.463
Sham	10	270.65 (215.34-297.41)	
10 nM İrisin	10	273.60 (211.32-299.05)	
100 nM İrisin	10	273.52 (208.47-301.91)	

(Değerler ortanca (en küçük-en büyük) olarak ifade edildi.)

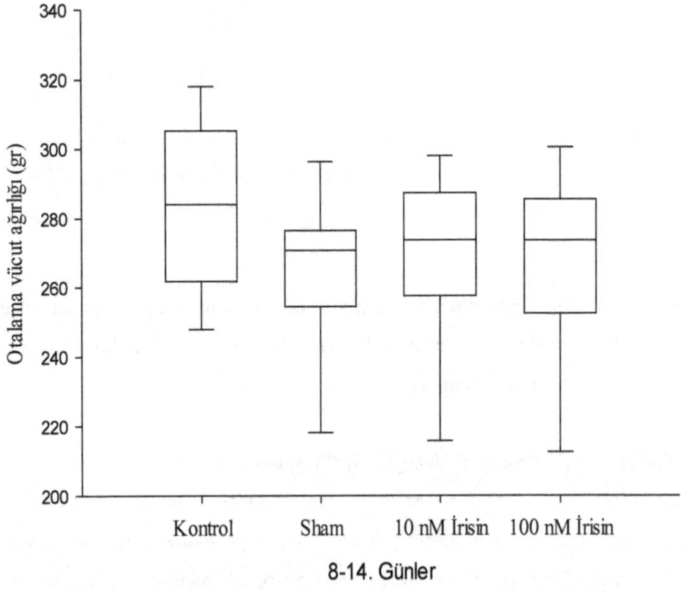

Şekil 4.9. Gruplardaki hayvanların operasyon sonrası dönemdeki ortalama vücut ağırlıkları (Verilerin değerlendirilmesi Kruskal Wallis H testi kullanılarak yapıldı. Değerler ortanca (en küçük-en büyük) olarak ifade edildi).

Gruplardaki sıçanların deneyin III. aşamasındaki (15-21. günler) ortalama vücut ağırlıkları Tablo 4.10 ve Şekil 4.10'da verilmiştir. Kontrol grubuna kıyasla diğer gruplarda yer alan hayvanların ortalama vücut ağırlıkları azaldı. Sham grubuna kıyasla irisinin uygulanan her iki konsantrasyonun da sıçanların vücut ağırlığını arttırdığı görüldü. Ancak yapılan istatistiksel analiz sonucu vücut ağırlığında meydana gelen bu artma ve azalmaların anlamlı olmadığı tespit edildi ($p>0.05$).

Tablo 4.10. Gruplardaki hayvanların infüzyon dönemindeki ortalama vücut ağırlıkları.

15-21. günler			
Gruplar	**n**	**Ortalama Vücut Ağırlığı**	***p***
Kontrol	10	288.06 (251.04-319.48)	0.547
Sham	10	273.80 (220.94-297.72)	
10 nM İrisin	10	280.45 (224.45-307.60)	
100 nM İrisin	10	281.15 (220.87-312.44)	

(Değerler ortanca (en küçük-en büyük) olarak ifade edildi.)

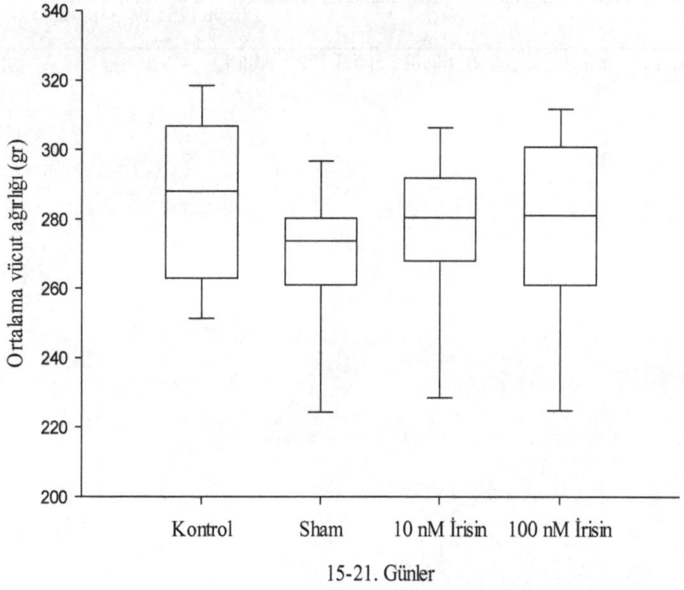

Şekil 4.10. Gruplardaki hayvanların infüzyon dönemindeki ortalama vücut ağırlıkları (Verilerin değerlendirilmesi Kruskal Wallis H testi kullanılarak yapıldı. Değerler ortanca (en küçük-en büyük) olarak ifade edildi).

4.2.2. Grup İçi Vücut Ağırlığında Meydana Gelen Farklılıklar

Kontrol grubundaki hayvanların 1-3. haftalardaki ortalama vücut ağırlıkları Tablo 4.11 ve Şekil 4.11'de gösterilmiştir. Sıçanların ilk haftaki vücut ağırlıklarının 2. ve 3. haftalar kıyasla daha az olduğu ancak bu azalmanın istatistiksel olarak anlamlı olmadığı görüldü ($p>0.05$).

Tablo 4.11. Kontrol grubundaki hayvanların 21 günlük vücut ağırlıkları.

Kontrol			
Günler	**n**	**Ortalama Vücut Ağırlığı (g/gün)**	***p***
1-7.	10	291.75 (253.00-323.66)	0.857
8-14.	10	289.06 (247.77-318.98)	
15-21.	10	288.06 (251.04-319.48)	

(Değerler ortanca (en küçük-en büyük) olarak ifade edildi.)

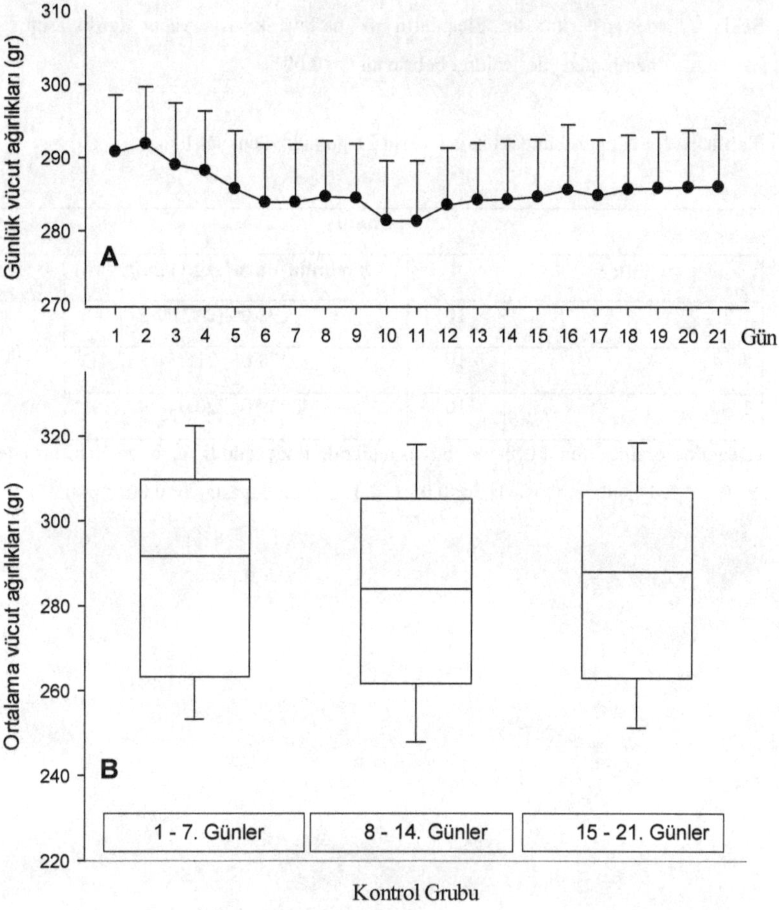

Şekil 4.11. Kontrol grubundaki hayvanların deney süresince günlük (A) ve haftalık (B) ortalama vücut ağırlıkları (Verilerin değerlendirilmesi Kruskal Wallis H testi kullanılarak yapıldı. Çoklu karşılaştırmalar Bonferroni düzeltmeli Mann Whitney U testi ile değerlendirildi. Değerler ortanca (en küçük-en büyük) olarak ifade edildi).

Sham grubundaki hayvanların deney süresince ortalama vücut ağırlıkları Tablo 4.12 ve Şekil 4.12'de gösterilmiştir. Sıçanların ilk haftaya kıyasla vücut ağırlıklarının 2. ve 3. haftalarda önemli düzeyde azaldığı belirlendi ($p<0.001$).

Tablo 4.12. Sham grubundaki hayvanların 21 günlük vücut ağırlıkları.

Sham			
Günler	**n**	**Ortalama Vücut Ağırlığı (g/gün)**	***p***
1-7.	10	291.00 (242.00-317.00)[a]	0.0001
8-14.	10	270.65 (215.34-297.41)[b]	
15-21.	10	273.80 (220.94-297.72)[b,c]	

(Değerler ortanca (en küçük-en büyük) olarak ifade edildi. a, b ve c birbirinden farklı; [a]$p<0.001$;8-14. günlere kıyasla, [a]$p<0.05$;15-21. günlere kıyasla, [b]$p<0.001$, [c]$p<0.05$)

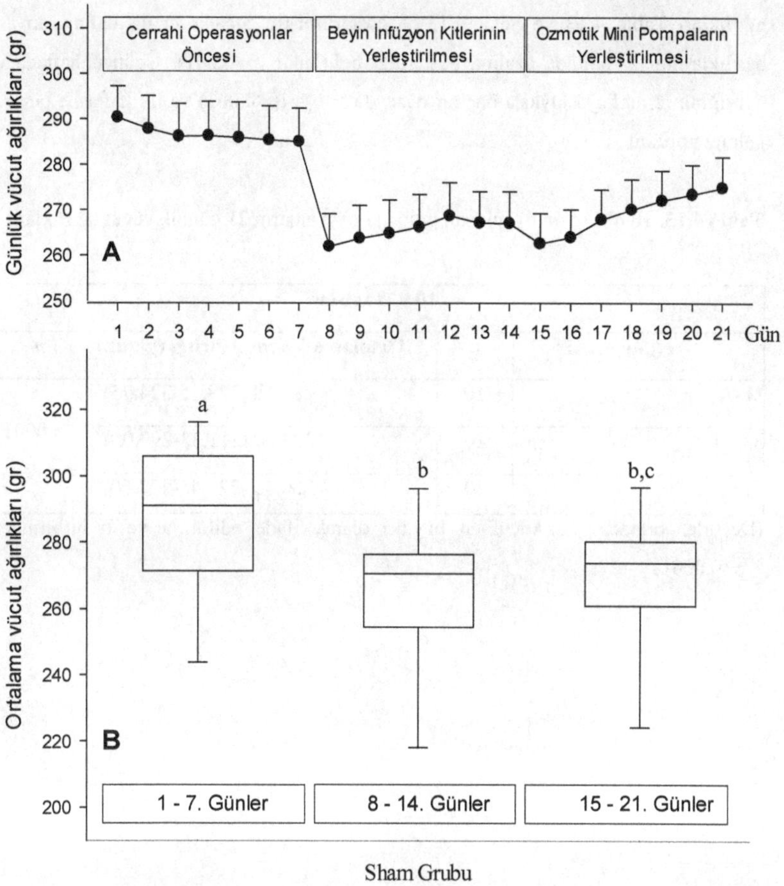

Şekil 4.12. Sham grubundaki hayvanların deney süresince günlük (A) ve haftalık (B) ortalama vücut ağırlıkları (Verilerin değerlendirilmesi Kruskal Wallis H testi kullanılarak yapıldı. Çoklu karşılaştırmalar Bonferroni düzeltmeli Mann Whitney U testi ile değerlendirildi. Değerler ortanca (en küçük-en büyük) olarak ifade edildi. a, b ve c birbirinden farklı; $^{a}p<0.001$; 8-14. günlere kıyasla, $^{a}p<0.05$;15-21. günlere kıyasla, $^{b}p<0.001$, $^{c}p<0.05$).

10 nM irisin uygulanan gruptaki hayvanların 1-3. haftalardaki ortalama vücut ağırlıkları Tablo 4.13 ve Şekil 4.13'de gösterilmiştir. Sıçanların ilk haftaya kıyasla vücut ağırlıklarının 2. haftada azalma gösterdiği belirlendi ($p<0.001$). Üçüncü haftada ise vücut ağırlığının 2. haftaya kıyasla önemli düzeyde arttığı ($p<0.001$) ve ilk hafta ile benzer düzeye geldiği görüldü.

Tablo 4.13. 10 nM irisin uygulanan gruptaki hayvanların 21 günlük vücut ağırlıkları.

10 nM İrisin			
Günler	**n**	**Ortalama Vücut Ağırlığı (g/gün)**	***p***
1-7.	10	283.18 (229.75-324.75)[a]	0.0001
8-14.	10	273.60 (211.32-299.05)[b]	
15-21.	10	280.45 (224.45-307.60)[a]	

(Değerler ortanca (en küçük-en büyük) olarak ifade edildi. a ve b birbirinden farklı; $^{a,b}p<0.0001$)

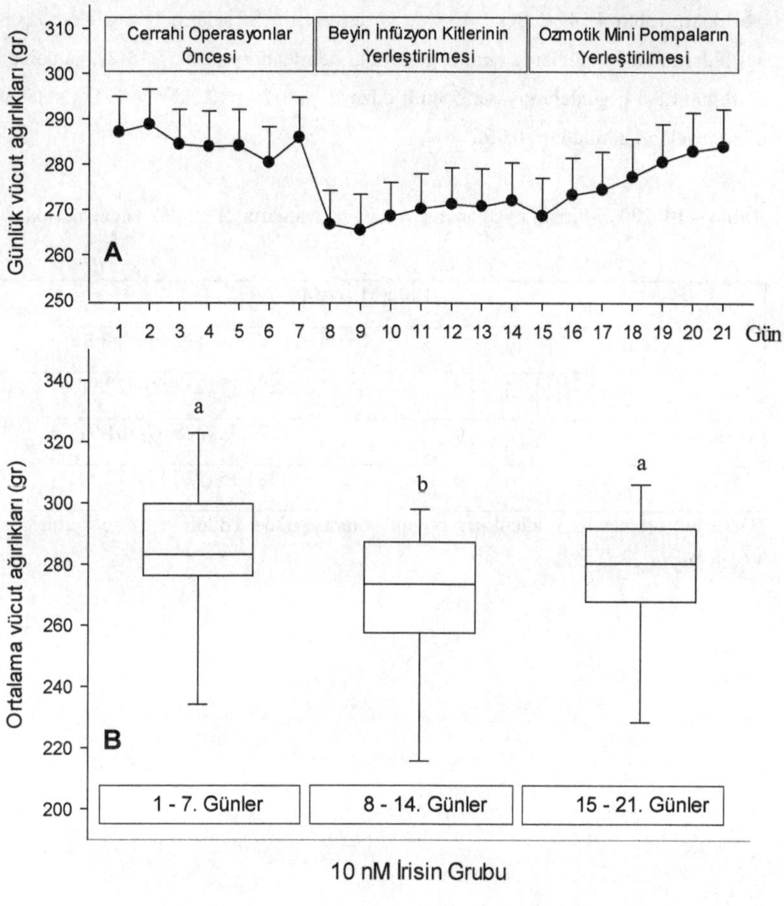

Şekil 4.13. 10 nM irisin uygulanan gruptaki hayvanların deney süresince günlük (A) ve haftalık (B) ortalama vücut ağırlıkları (Verilerin değerlendirilmesi Kruskal Wallis H testi kullanılarak yapıldı. Çoklu karşılaştırmalar Bonferroni düzeltmeli Mann Whitney U testi ile değerlendirildi. Değerler ortanca (en küçük-en büyük) olarak ifade edildi. a ve b birbirinden farklı; ^{a,b} $p<0.0001$).

100 nM irisin uygulanan gruptaki hayvanların deney süresince ortalama vücut ağırlıkları Tablo 4.14 ve Şekil 4.14'de gösterilmiştir. Sıçanların 1-7. günlere kıyasla vücut ağırlıklarının 8-14. günlerde azalma gösterdiği belirlendi ($p<0.005$). 15-21. günlerde ise vücut ağırlığının 8-14. günlere kıyasla önemli düzeyde arttığı ($p<0.005$) ve 1-7. gündekine benzer düzeye geldiği görüldü ($p>0.05$).

Tablo 4.14. 100 nM irisin uygulanan gruptaki hayvanların 21 günlük vücut ağırlıkları.

100 nM İrisin			
Günler	**n**	**Ortalama Vücut Ağırlığı (g/gün)**	*p*
1-7.	10	288.75 (233.50-327.00)[a]	0.002
8-14.	10	273.52 (208.47-301.91)[b]	
15-21.	10	281.15 (220.87-312.44)[a]	

(Değerler ortanca (en küçük-en büyük) olarak ifade edildi. a ve b birbirinden farklı; $^{a,b}p<0.005$)

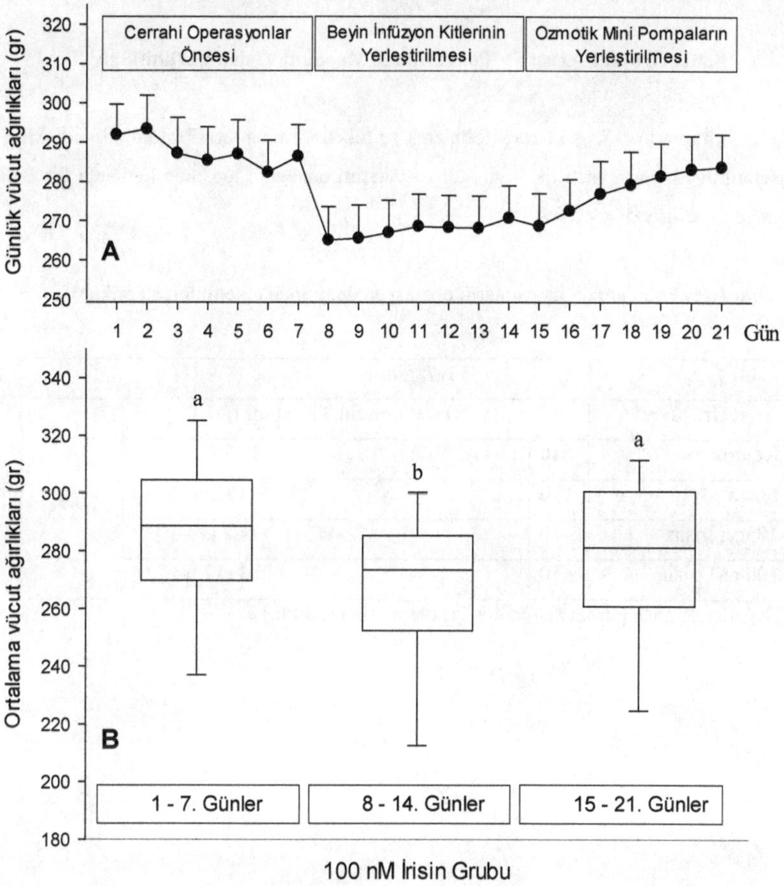

Şekil 4.14. 100 nM irisin uygulanan gruptaki hayvanların deney süresince günlük (A) ve haftalık (B) ortalama vücut ağırlıkları (Verilerin değerlendirilmesi Kruskal Wallis H testi kullanılarak yapıldı. Çoklu karşılaştırmalar Bonferroni düzeltmeli Mann Whitney U testi ile değerlendirildi. Değerler ortanca (en küçük-en büyük) olarak ifade edildi. a ve b birbirinden farklı; $^{a,b}p<0.005$).

4.3. İcv İrisin Uygulanmasının Su Tüketimi Üzerine Etkileri

4.3.1. Gruplar Arası Su Tüketiminde Meydana Gelen Farklılıklar

Grupların 1-7. günlerdeki ortalama su tüketim miktarları Tablo 4.15 ve Şekil 4.15'de gösterilmiştir. Sıçanların ilk 7 günlük su tüketim düzeyleri arasında herhangi bir farklılığın olmadığı belirlendi ($p>0.05$).

Tablo 4.15. Gruplardaki hayvanların operasyon öncesinde tükettikleri su miktarı.

1-7. günler			
Gruplar	**n**	**Ortalama Su Tüketimi (mL)**	***p***
Kontrol	10	15.2 (13-16.9)	0.255
Sham	10	14.85 (13.29-16.86)	
10 nM İrisin	10	14.2 (13-15.6)	
100 nM İrisin	10	15.3 (12.6-17.6)	

(Değerler ortanca (en küçük-en büyük) olarak ifade edildi.)

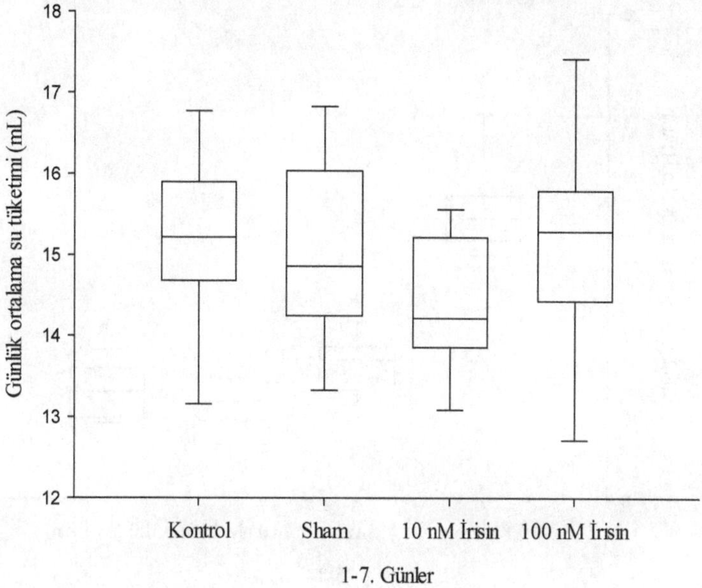

Şekil 4.15. Gruplardaki hayvanların operasyon öncesinde tükettikleri su miktarı (Verilerin değerlendirilmesi Kruskal Wallis H testi kullanılarak yapıldı. Değerler ortanca (en küçük-en büyük) olarak ifade edildi).

Grupların operasyon sonrasında ortalama su tüketim miktarları Tablo 4.16 ve Şekil 4.16'da gösterilmiştir. Kontrol grubuna kıyasla BİK takılan gruplar karşılaştırıldığında su tüketim miktarlarının önemli ölçüde azaldığı belirlendi ($p<0.001$).

Tablo 4.16. Gruplardaki hayvanların operasyon sonrası tükettikleri su miktarı.

8-14. günler			
Gruplar	**n**	**Ortalama Su Tüketimi (mL)**	***p***
Kontrol	10	14.9 (14-17.7)^a	0.0001
Sham	10	11.42 (10.29-12.43)^b	
10 nM İrisin	10	9.9 (8.9-11)^b	
100 nM İrisin	10	10.65 (9.9-11.7)^b	

(Değerler ortanca (en küçük-en büyük) olarak ifade edildi. a ve b birbirinden farklı; $^{a,b}p<0.0001$)

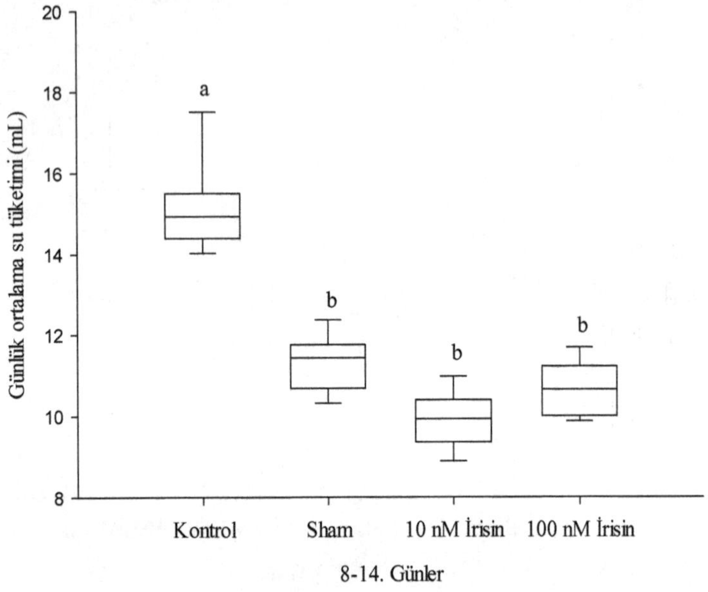

Şekil 4.16. Gruplardaki hayvanların operasyon sonrası tükettikleri su miktarı (Verilerin değerlendirilmesi Kruskal Wallis H testi kullanılarak yapıldı. Çoklu karşılaştırmalar Bonferroni düzeltmeli Mann Whitney U testi ile değerlendirildi. Değerler ortanca (en küçük-en büyük) olarak ifade edildi. a ve b birbirinden farklı; $^{a,b}p<0.0001$).

Grupların infüzyon dönemindeki ortalama tükettikleri su miktarları Tablo 4.17 ve Şekil 4.17'da gösterilmiştir. Yapılan istatistiksel analiz sonrasında gruplar arasında herhangi bir farklılık görülmedi ($p>0.05$).

Tablo 4.17. Gruplardaki hayvanların infüzyon döneminde tükettikleri su miktarı

		15-21. günler	
Gruplar	**n**	**Ortalama Su Tüketimi (mL)**	***p***
Kontrol	10	15.1 (13.7-17.3)	0.640
Sham	10	14.42 (13.43-16.14)	
10 nM İrisin	10	15 (14-17)	
100 nM İrisin	10	14.75 (13.4-16)	

(Değerler ortanca (en küçük-en büyük) olarak ifade edildi.)

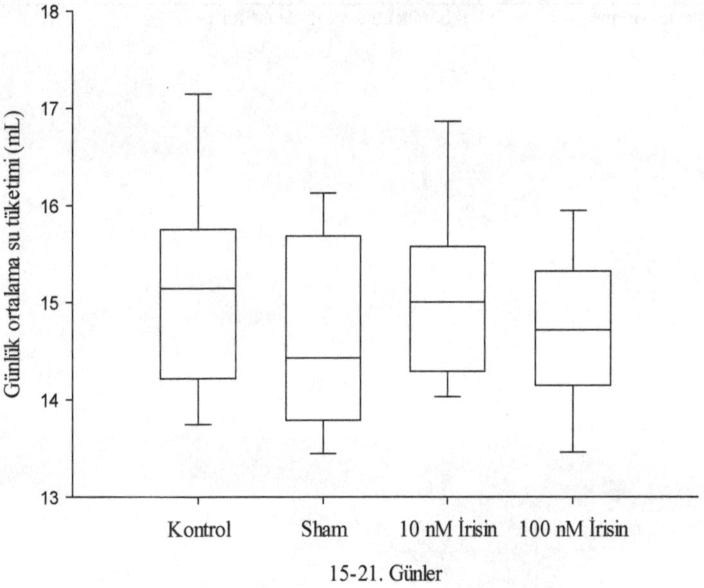

Şekil 4.17. Gruplardaki hayvanların infüzyon döneminde tükettikleri su miktarı (Verilerin değerlendirilmesi Kruskal Wallis H testi kullanılarak yapıldı. Değerler ortanca (en küçük-en büyük) olarak ifade edildi).

4.3.2. Grup İçi Su Tüketiminde Meydana Gelen Farklılıklar

Kontrol grubundaki hayvanların 1-3. haftalardaki ortalama su tüketim miktarları Tablo 4.18 ve Şekil 4.18'de gösterilmiştir. Yapılan istatistiksel analiz sonucu deney boyunca kontrol grubundaki sıçanların su tüketim düzeyleri arasında bir farklılığın olmadığı belirlendi ($p>0.05$).

Tablo 4.18. Kontrol grubundaki hayvanların 21 günlük su tüketimi

Kontrol			
Günler	**n**	**Ortalama Su Tüketimi (mL/gün)**	***p***
1-7.	10	15.21 (13-16.85)	0.598
8-14.	10	14.92 (14-17.71)	
15-21.	10	15.14 (13.71-17.28)	

(Değerler ortanca (en küçük-en büyük) olarak ifade edildi.)

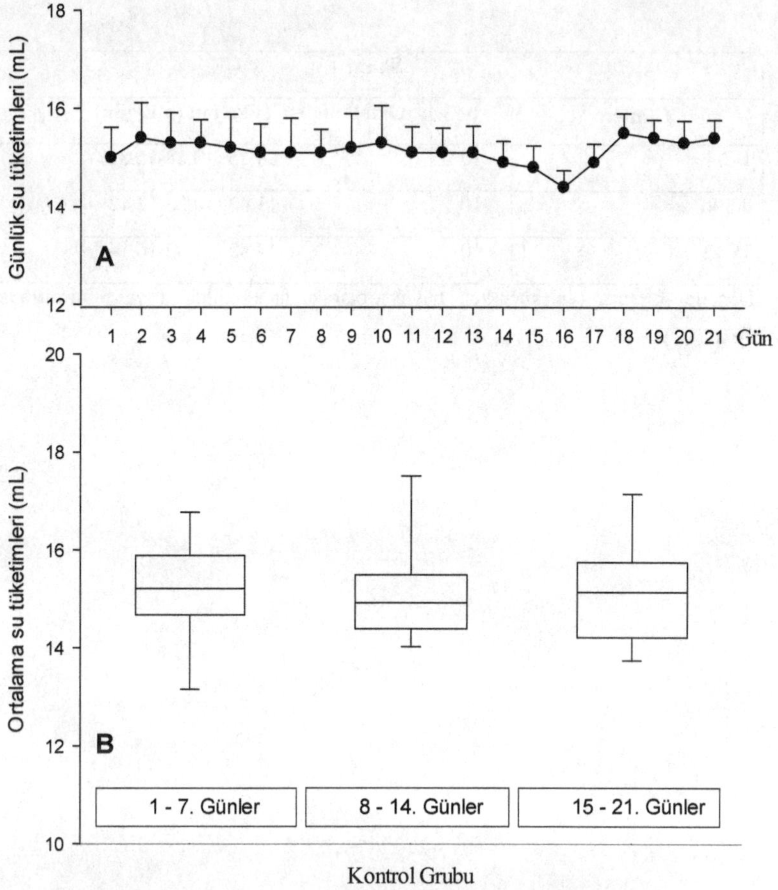

Şekil 4.18. Kontrol grubundaki hayvanların deney süresince günlük (A) ve haftalık (B) ortalama su tüketimleri (Verilerin değerlendirilmesi Kruskal Wallis H testi kullanılarak yapıldı. Değerler ortanca (en küçük-en büyük) olarak ifade edildi).

Sham grubundaki hayvanların kendi içinde operasyondan öncesi (1-7. günler), operasyon sonrası (8-14. günler) ve infüzyon (15-21. günler) dönemlerinde tükettikleri ortalama su miktarları Tablo 4.19 ve Şekil 4.19'da gösterilmiştir. Sham grubundaki hayvanların cerrahi operasyon öncesi tükettikleri su miktarının (1-7. günler), BİK'lerin yerleştirilmesiyle (8-14. günler) anlamlı düzeyde azaldığı belirlendi ($p<0.001$). yBOS infüzyonu yapıldığı dönemde ise (15-21. günler) su tüketimlerinin cerrahi operasyon öncesi dönem ile benzer düzeyde olduğu gözlendi ($p>0.05$).

Tablo 4.19. Sham grubundaki hayvanların 21 günlük su tüketim miktarları.

Sham			
Günler	**n**	**Ortalama Su Tüketimi (mL/gün)**	***p***
1-7.	10	14.85 (13.28-16.85)[a]	0.0001
8-14.	10	11.42 (10.28-12.42)[b]	
15-21.	10	14.42 (13.42-16.14)[a]	

(Değerler ortanca (en küçük-en büyük) olarak ifade edildi. a ve b birbirinden farklı; ${}^{a,b}p<0.001$)

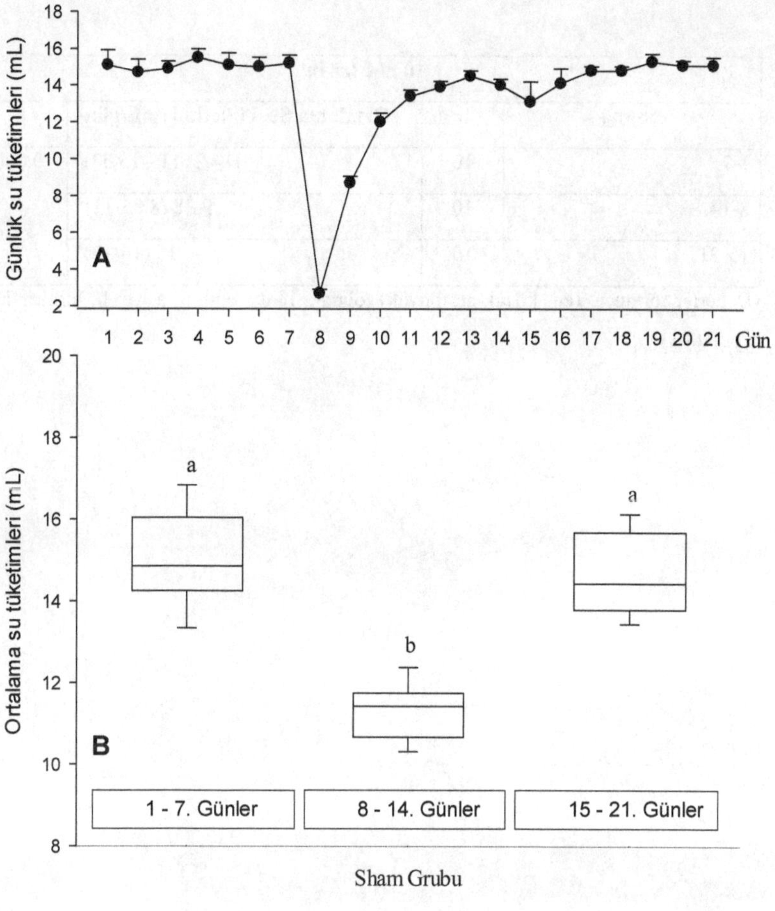

Şekil 4.19. Sham grubundaki hayvanların deney süresince günlük (A) ve haftalık (B) ortalama su tüketimleri (Verilerin değerlendirilmesi Kruskal Wallis H testi kullanılarak yapıldı. Çoklu karşılaştırmalar Bonferroni düzeltmeli Mann Whitney U testi ile değerlendirildi. Değerler ortanca (en küçük-en büyük) olarak ifade edildi. a ve b birbirinden farklı; $^{a,b}p<0.001$).

10 nM irisin uygulanan gruptaki hayvanların 1-3. haftalardaki ortalama su tüketim miktarları Tablo 4.20 ve Şekil 4.20'de gösterilmiştir. Sıçanların ilk haftaya kıyasla su tüketimlerinin 2. haftada azalma gösterdiği belirlendi ($p<0.0001$). Üçüncü haftada ise su tüketimlerinin 2. haftaya kıyasla önemli düzeyde arttığı ($p<0.0001$) ve ilk hafta ile benzer düzeye geldiği görüldü ($p>0.05$).

Tablo 4.20. 10 nM irisin grubundaki hayvanların 21 günlük su tüketim miktarları.

10 nM İrisin			
Günler	**n**	**Ortalama Su Tüketimi (mL/gün)**	***p***
1-7.	10	14.21 (13-15.57)[a]	0.0001
8-14.	10	9.28 (8.85-11)[b]	
15-21.	10	15 (14-17)[a]	

(Değerler ortanca (en küçük-en büyük) olarak ifade edildi. a ve b birbirinden farklı; $^{a,b}p<0.001$)

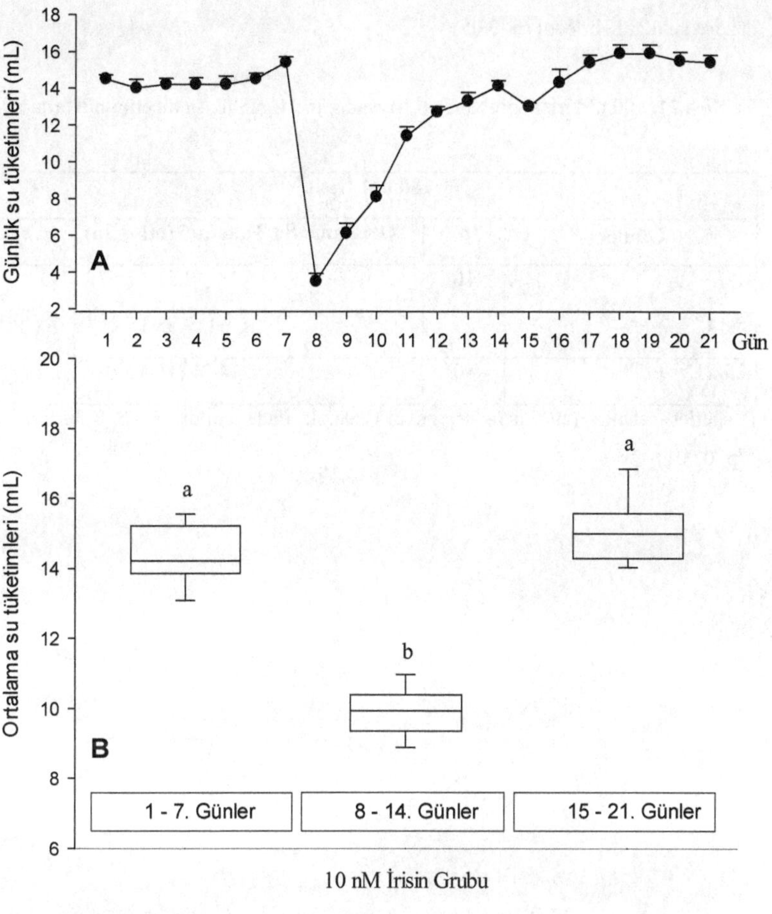

Şekil 4.20. 10 nM irisin grubundaki hayvanların deney süresince günlük (A) ve haftalık (B) ortalama su tüketimleri (Verilerin değerlendirilmesi Kruskal Wallis H testi kullanılarak yapıldı. Çoklu karşılaştırmalar Bonferroni düzeltmeli Mann Whitney U testi ile değerlendirildi. Değerler ortanca (en küçük-en büyük) olarak ifade edildi. a ve b birbirinden farklı; $^{a,b}p<0.001$).

100 nM irisin uygulanan gruptaki hayvanların deney süresince ortalama su tüketim miktarları Tablo 4.21 ve Şekil 4.21'de gösterilmiştir. Sıçanların 1-7. günlere kıyasla su tüketim miktarları 8-14. günlerde azalma gösterdi ($p<0.01$). 15-21. günlerde ise su tüketim

miktarlarının 8-14. günlere kıyasla önemli düzeyde arttığı ($p<0.001$) ve 1-7. günler ile benzer düzeye geldiği belirlendi ($p>0.05$).

Tablo 4.21. 100 nM irisin grubundaki hayvanların 21 günlük su tüketim miktarları.

100 nM İrisin			
Günler	**n**	**Ortalama Su Tüketimi (mL/gün)**	***p***
1-7.	10	15.28 (12.51-17.57)[a]	0.0001
8-14.	10	10.64 (9.85-11.71)[b]	
15-21.	10	14.71 (13.42-16)[a]	

(Değerler ortanca (en küçük-en büyük) olarak ifade edildi. a ve b birbirinden farklı; $^{a,b}p<0.001$)

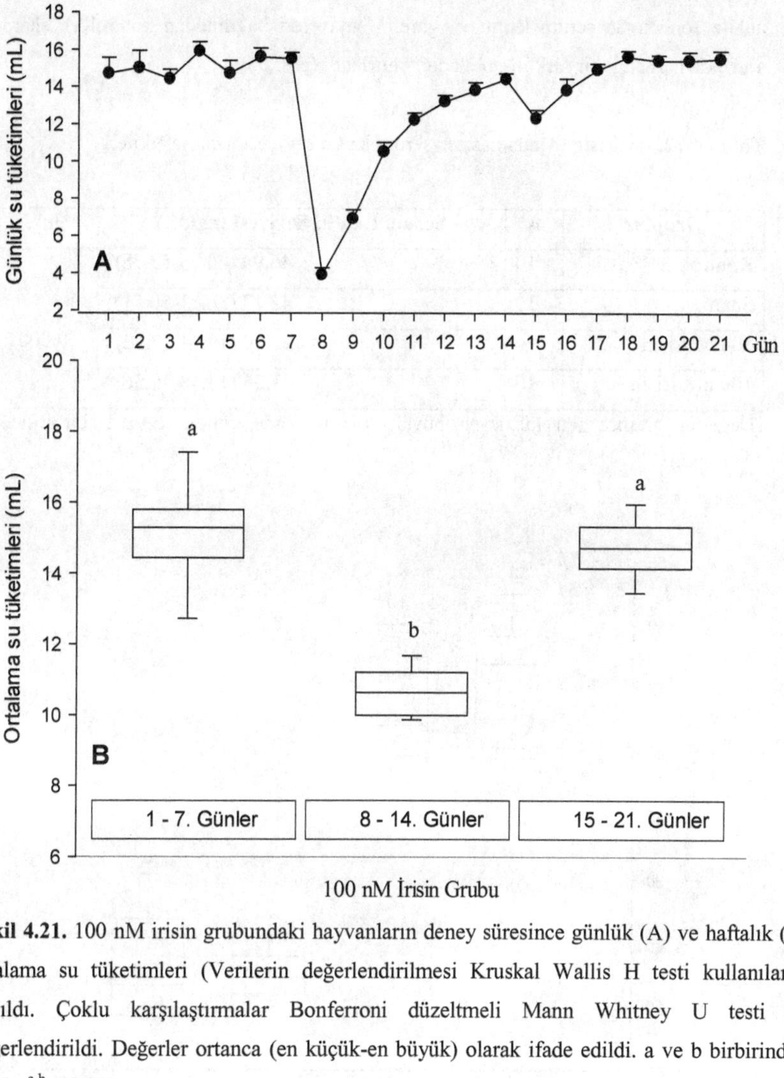

Şekil 4.21. 100 nM irisin grubundaki hayvanların deney süresince günlük (A) ve haftalık (B) ortalama su tüketimleri (Verilerin değerlendirilmesi Kruskal Wallis H testi kullanılarak yapıldı. Çoklu karşılaştırmalar Bonferroni düzeltmeli Mann Whitney U testi ile değerlendirildi. Değerler ortanca (en küçük-en büyük) olarak ifade edildi. a ve b birbirinden farklı; $^{a,b}p<0.01$).

4.4. İcv İrisin Uygulanmasının Serum Leptin ve Ghrelin Üzerine Etkileri

İcv olarak uygulanan irisinin serum leptin seviyesi üzerine etkileri Tablo 4.22 ve Şekil 4.22'de, serum ghrelin seviyesi üzerine etkileri Tablo 4.23 ve Şekil 4.23'da gösterilmiştir. Uygulanan irisinin her iki konsantrasyonunun kontrol ve sham gruplarına kıyasla serum leptin seviyesini azalttığı, ghrelin seviyesini ise arttırdığı görüldü ($p<0.0001$). Yapılan istatistiksel analiz sonucunda serum leptin ve ghrelin seviyeleri bakımından kontrol ve sham grupları arasında herhangi bir farklılık olmadığı belirlendi ($p>0.05$).

Tablo 4.22. İcv irisin uygulamasının serum leptin seviyesi üzerine etkileri.

Gruplar	n	Serum Leptin Seviyesi (ng/dL)	*p*
Kontrol	10	46.94 (40.25-52.78)^a	0.0001
Sham	10	42.17 (36.11-50.11)^a	
10 nM İrisin	10	22.30 (19.44-27.22)^b	
100 nM İrisin	10	21.66 (18.48-30.56)^b	

(Değerler ortanca (en küçük-en büyük) olarak ifade edildi. a ve b birbirinden farklı; $^{a,b}p<0.0001$)

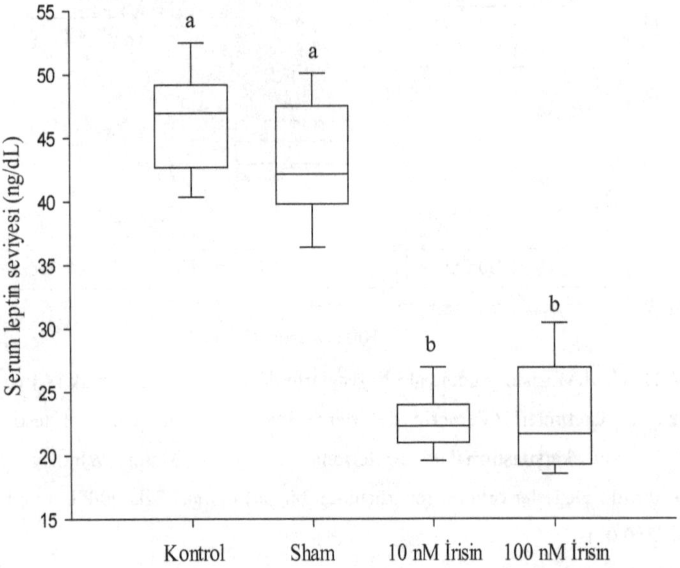

Şekil 4.22. İcv irisin uygulamasının serum leptin seviyesi üzerine etkileri (Verilerin değerlendirilmesi Kruskal Wallis H testi kullanılarak yapıldı. Çoklu karşılaştırmalar Bonferroni düzeltmeli Mann Whitney U testi ile değerlendirildi. Değerler ortanca (en küçük-en büyük) olarak ifade edildi. a ve b birbirinden farklı; $^{a,b}p<0.0001$).

Tablo 4.23. İcv irisin uygulamasının serum ghrelin seviyesi üzerine etkileri.

Gruplar	n	Serum Ghrelin Seviyesi (ng/mL)	*p*
Kontrol	10	0.28 (0.19-0.30)[a]	
Sham	10	0.21(0.20-0.29)[a]	
10 nM İrisin	10	0.40 (0.33-0.49)[b]	0.0001
100 nM İrisin	10	0.50 (0.43-0.64)[b]	

(Değerler ortanca (en küçük-en büyük) olarak ifade edildi. a ve b birbirinden farklı; $^{a,b}p<0.0001$)

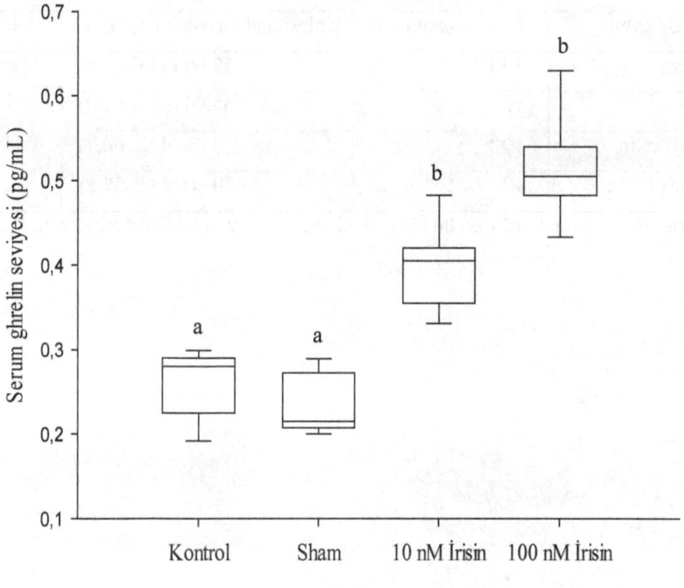

Şekil 4.23. İcv irisin uygulamasının serum ghrelin seviyesi üzerine etkileri (Verilerin değerlendirilmesi Kruskal Wallis H testi kullanılarak yapıldı. Çoklu karşılaştırmalar Bonferroni düzeltmeli Mann Whitney U testi ile değerlendirildi. Değerler ortanca (en küçük-en büyük) olarak ifade edildi. a ve b birbirinden farklı; $^{a,b}p<0.0001$).

4.5. İcv İrisin Uygulanmasının Metabolik Parametreler Üzerine Etkileri

4.5.1. Serum Total Kolesterol Üzerine Etkisi

İcv irisin infüzyonunun serum total kolesterol seviyesi üzerinde meydana getirdiği etkiler Tablo 4.24 ve Şekil 4.24'de gösterilmiştir. Uygulanan irisinin her iki konsantrasyonunun da sıçanların total kolesterol seviyesini azalttığı ancak bu azalmanın sadece yüksek doz uygulanan grupta anlamlı düzeyde olduğu belirlendi ($p<0.05$).

Tablo 4.24. İcv irisin uygulamasının serum kolesterol seviyesi üzerine etkileri.

Gruplar	n	Serum Total Kolesterol Seviyesi (ng/dL)	*p*
Kontrol	10	59.00 (51.6-68.5)[a]	0.005
Sham	10	56.90 (51.4-65.0)[a]	
10 nM İrisin	10	55.05 (49.5-60.7)[a]	
100 nM İrisin	10	50.80 (44.2-57.5)[b]	

(Değerler ortanca (en küçük-en büyük) olarak ifade edildi. a ve b birbirinden farklı; $^{a,b}p<0.05$)

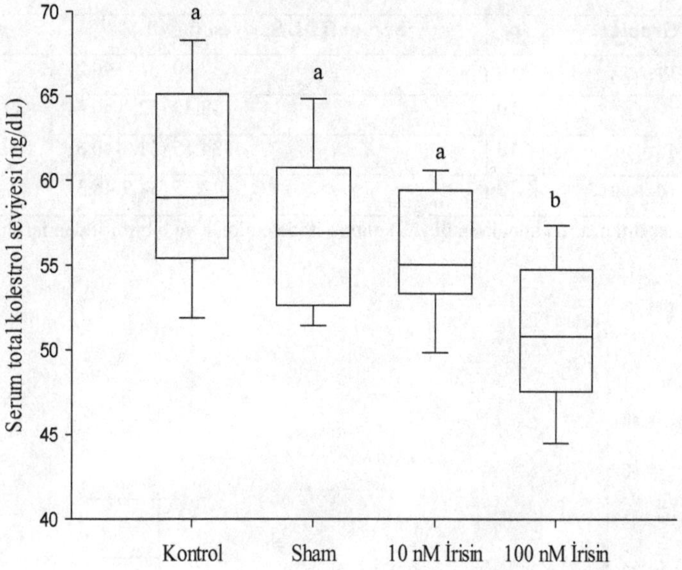

Şekil 4.24. İcv irisin uygulamasının serum total kolesterol seviyesi üzerine etkileri (Verilerin değerlendirilmesi Kruskal Wallis H testi kullanılarak yapıldı. Çoklu karşılaştırmalar Bonferroni düzeltmeli Mann Whitney U testi ile değerlendirildi. Değerler ortanca (en küçük-en büyük) olarak ifade edildi. a ve b birbirinden farklı; $^{a,b}p<0.05$).

4.5.2. Serum HDL Üzerine Etkisi

İrisin infüzyonun serum HDL seviyelerinde meydana getirdiği değişiklikler Tablo 4.25 ve Şekil 4.25'de gösterilmiştir. İrisinin 10 nM'lik uygulanan dozu serum HDL seviyesinde anlamlı bir değişikliğe neden olmazken, 100 nM uygulanan konsantrasyonu hayvanların serum HDL seviyesini anlamlı düzeyde artırdı ($p<0.05$).

Tablo 4.25. İcv irisin uygulamasının serum HDL seviyesi üzerine etkileri.

Gruplar	n	Serum HDL Seviyesi (ng/dL)	*p*
Kontrol	10	37.40 (31.8-40.2)[a]	0.021
Sham	10	38.30 (32.4-40.8)[a]	
10 nM İrisin	10	34.15 (31.3-40.8)[a]	
100 nM İrisin	10	42.55 (34.9-48.3)[b]	

(Değerler ortanca (en küçük-en büyük) olarak ifade edildi. a ve b birbirinden farklı; $^{a,b}p<0.05$)

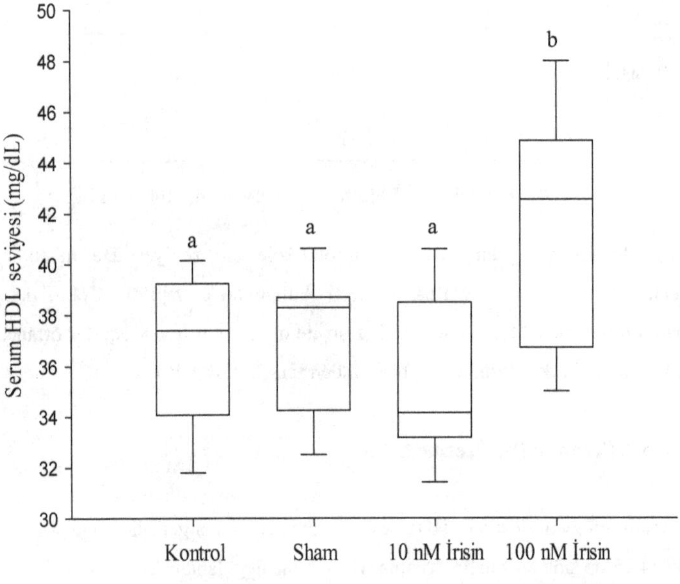

Şekil 4.25. İcv irisin uygulamasının serum HDL seviyesi üzerine etkileri (Verilerin değerlendirilmesi Kruskal Wallis H testi kullanılarak yapıldı. Çoklu karşılaştırmalar Bonferroni düzeltmeli Mann Whitney U testi ile değerlendirildi. Değerler ortanca (en küçük-en büyük) olarak ifade edildi. a ve b birbirinden farklı; $^{a,b}p<0.05$).

4.5.3. Serum LDL Üzerine Etkisi

İrisin infüzyon sonrası grupların serum LDL seviyelerinde meydana gelen değişiklikler Tablo 4.26 ve Şekil 4.26'da gösterilmiştir. Buna göre, irisinin uygulanan farmakolojik dozu serum LDL seviyesini azalttı ve bu azalma istatistiksel olarak anlamlı bulundu ($p<0.05$).

Tablo 4.26. İcv irisin uygulamasının serum LDL seviyesi üzerine etkileri.

Gruplar	n	Serum LDL Seviyesi (ng/dL)	*p*
Kontrol	10	11.85 (9.4-13.3)[a]	
Sham	10	11.25 (9.3-12.6)[a]	
10 nM İrisin	10	11.00 (10.1-12.8)[a]	0.04
100 nM İrisin	10	10.00 (8.2-10.8)[b]	

(Değerler ortanca (en küçük-en büyük) olarak ifade edildi. a ve b birbirinden farklı; $^{a,b}p<0.05$)

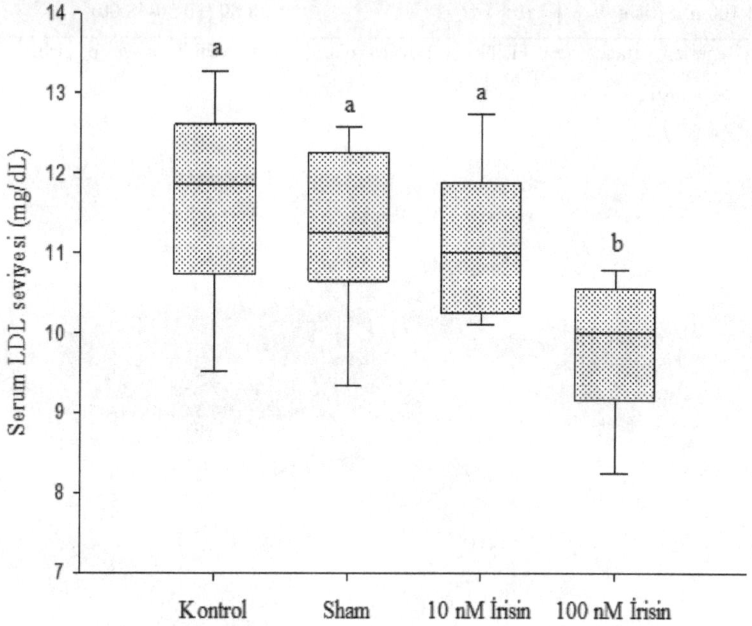

Şekil 4.26. İcv irisin uygulamasının serum LDL seviyesi üzerine etkileri (Verilerin değerlendirilmesi Kruskal Wallis H testi kullanılarak yapıldı. Çoklu karşılaştırmalar Bonferroni düzeltmeli Mann Whitney U testi ile değerlendirildi. Değerler ortanca (en küçük-en büyük) olarak ifade edildi. a ve b birbirinden farklı; $^{a,b}p<0.05$).

4.5.4. Serum Trigliserid Üzerine Etkisi

Fizyolojik ve farmakolojik dozda uygulanan irisinin serum TG seviyesi üzerindeki etkileri Tablo 4.27 ve Şekil 4.27'de gösterilmiştir. İrisin infüzyonu sonrasında sıçanların serum TG seviyesinin azaldığı belirlendi. Fizyolojik irisin konsantrasyonunda görülen azalma anlamlı düzeyde gerçekleşmezken, irisinin farmakolojik dozunun uygulandığı grupta bu azalma istatistiksel olarak anlamlı düzeydeydi ($p<0.01$).

Tablo 4.27. İcv irisin uygulamasının serum TG seviyesi üzerine etkileri.

Gruplar	n	Serum TG Seviyesi (ng/dL)	*p*
Kontrol	10	55.25 (47.90-63.10)^{a}	0.0001
Sham	10	51.75 (46.70-65.10)^{a}	
10 nM İrisin	10	49.77 (44.50-64.80)^{a}	
100 nM İrisin	10	38.80 (30.50-48.00)^{b}	

(Değerler ortanca (en küçük-en büyük) olarak ifade edildi. a ve b birbirinden farklı; $^{a,b}p<0.0001$)

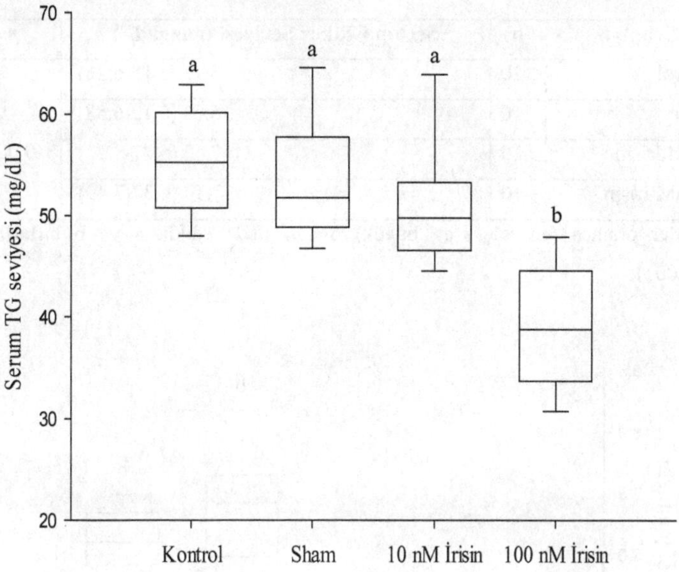

Şekil 4.27. İcv irisin uygulamasının serum TG seviyesi üzerine etkileri (Verilerin değerlendirilmesi Kruskal Wallis H testi kullanılarak yapıldı. Çoklu karşılaştırmalar Bonferroni düzeltmeli Mann Whitney U testi ile değerlendirildi. Değerler ortanca (en küçük-en büyük) olarak ifade edildi. a ve b birbirinden farklı; $^{a,b}p<0.0001$).

4.5.5. Serum Glukoz Üzerine Etkisi

İcv uygulanan irisinin serum glukoz seviyesi üzerindeki etkileri Tablo 4.28 ve Şekil 4.28'de gösterilmiştir. İrisin infüzyonu sonrasında sıçanların serum glukoz seviyesinin istatistiksel olarak arttığı görüldü ($p<0.01$).

Tablo 4.28. İcv irisin uygulamasının serum glukoz seviyesi üzerine etkileri.

Gruplar	n	Serum Glukoz Seviyesi (mmol/dL)	*p*
Kontrol	10	5.75 (5.18-6.26)[a]	0.0001
Sham	10	5.63 (5.12-6.58)[a]	
10 nM İrisin	10	7.42 (6.71-8.22)[b]	
100 nM İrisin	10	7.10 (6.37-7.49)[b]	

(Değerler ortanca (en küçük-en büyük) olarak ifade edildi. a ve b birbirinden farklı; $^{a,b}p<0.001$)

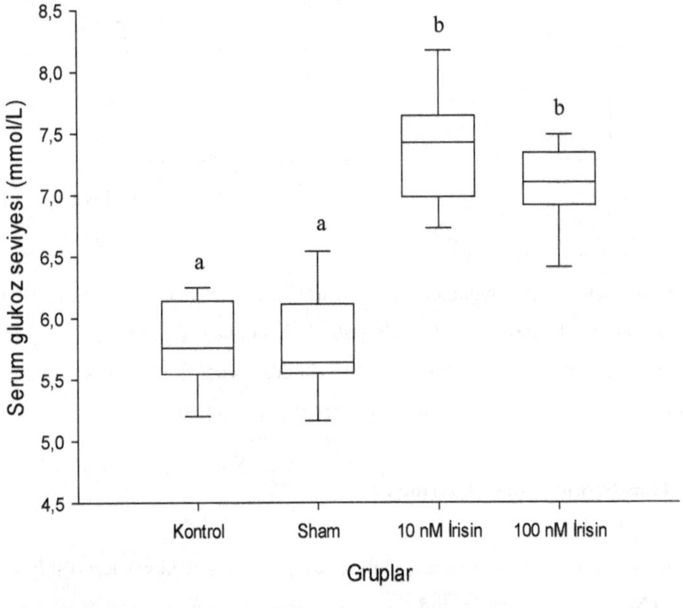

Şekil 4.28. İcv irisin uygulamasının serum glukoz seviyesi üzerine etkileri (Verilerin değerlendirilmesi Kruskal Wallis H testi kullanılarak yapıldı. Çoklu karşılaştırmalar Bonferroni düzeltmeli Mann Whitney U testi ile değerlendirildi. Değerler ortanca (en küçük-en büyük) olarak ifade edildi. a ve b birbirinden farklı; $^{a,b}p<0.001$).

4.6. İcv İrisin Uygulanmasının Hipotalamusdaki mRNA Seviyeleri Üzerine Etkisi

4.6.1. POMC mRNA Seviyesine Etkisi

İrisin uygulaması sonrasında hipotalamustaki POMC mRNA ifade düzeylerindeki değişiklikler Tablo 4.29 ve Şekil 4.29'da verilmiştir. İcv irisin uygulaması POMC mRNA ifadesini sadece 100 nM irisin uygulanan grupta azalttı ve meydana gelen bu azalma istatistiksel olarak anlamlı düzeydeydi ($p<0.05$).

Tablo 4.29. İcv irisin uygulamasının POMC/β-Aktin mRNA oranına etkisi.

Gruplar	n	POMC/β-Aktin mRNA Oranı	*p*
Kontrol	10	0.05 (0.04-0.08)^{a}	
Sham	10	0.04(0.02-0.12)^{a}	
10 nM İrisin	10	0.05 (0.04-0.07)^{a}	0.018
100 nM İrisin	10	0.02 (0.01-0.04)^{b}	

(Değerler ortanca (en küçük-en büyük) olarak ifade edildi. a ve b birbirinden farklı; $^{a,b}p<0.05$)

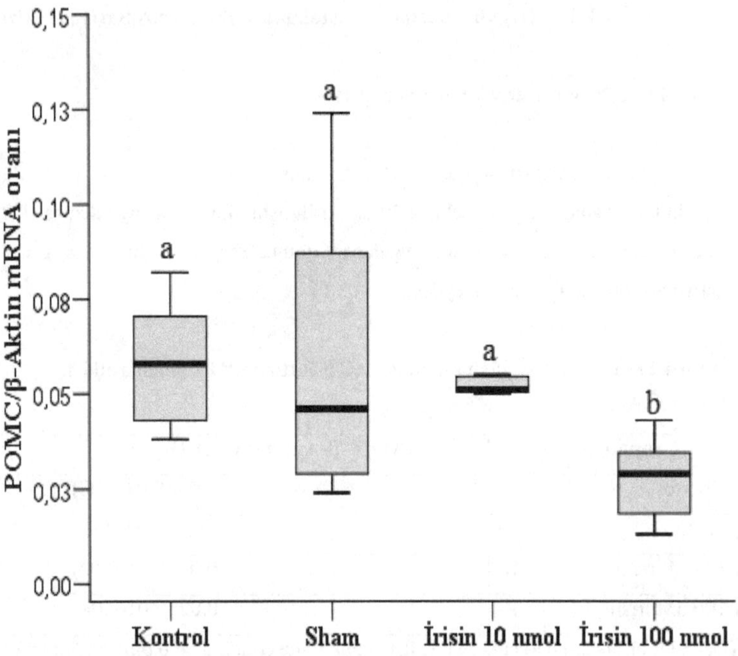

Şekil 4.29. İcv irisin uygulamasının POMC/β-Aktin mRNA oranına etkisi (Verilerin değerlendirilmesi Kruskal Wallis H testi kullanılarak yapıldı. Çoklu karşılaştırmalar Bonferroni düzeltmeli Mann Whitney U testi ile değerlendirildi. Değerler ortanca (en küçük-en büyük) olarak ifade edildi. a ve b birbirinden farklı; $^{a,b}p<0.05$).

4.6.2. NPY mRNA Seviyesine Etkisi

İrisin uygulamasının hipotalamik NPY mRNA ifade düzeylerinde meydana getirdiği değişiklikler Tablo 4.30 ve Şekil 4.30'da verilmiştir. Uygulanan irisinin her iki konsantrasyon da NPY mRNA ifadesinini kontrol grubuna kıyasla arttırdı ($p<0.05$).

Tablo 4.30. İcv irisin uygulamasının NPY/β-Aktin mRNA oranına etkisi.

Gruplar	n	NPY/β-Aktin mRNA Oranı	*p*
Kontrol	10	0.17 (0.13-0.23)[a]	0.005
Sham	10	0.24(0.07-0.34)[a,b]	
10 nM İrisin	10	0.24 (0.20-0.55)[b,c]	
100 nM İrisin	10	0.31 (0.25-0.36)[b,c]	

(Değerler ortanca (en küçük-en büyük) olarak ifade edildi. a, b ve c birbirinden farklı; $^{a,b,c}p<0.05$)

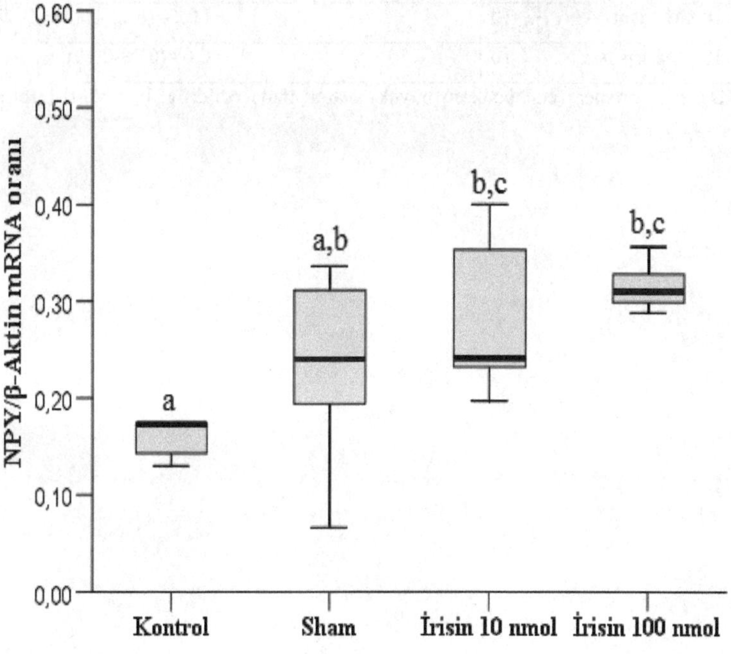

Şekil 4.30. İcv irisin uygulamasının NPY/β-Aktin mRNA oranına etkisi (Verilerin değerlendirilmesi Kruskal Wallis H testi kullanılarak yapıldı. Çoklu karşılaştırmalar Bonferroni düzeltmeli Mann Whitney U testi ile değerlendirildi. Değerler ortanca (en küçük-en büyük) olarak ifade edildi. a, b ve c birbirinden farklı; ^{a,b,c} $p<0.05$).

4.6.3. UCP2 mRNA Seviyesine Etkisi

İrisin uygulamasının hipotalamustaki UCP2 mRNA ifade düzeylerinde meydana getirdiği değişiklikler Tablo 4.31 ve Şekil 4.31'de verilmiştir. İrisinin uygulanan her iki konsantrasyonnun da UCP2 mRNA ifade düzeyinde artışa neden olduğu, ancak bu artışın sadece fizyolojik dozda uygulanan irisinde anlamlı artış olduğu belirlendi ($p<0.05$).

Tablo 4.31. İcv irisin uygulamasının UCP2/β-Aktin mRNA oranına etkisi.

Gruplar	n	UCP2/β-Aktin mRNA Oranı	*p*
Kontrol	10	0.06 (0.06-0.08)^{a}	0.0001
Sham	10	0.08(0.06-0.10)^{a,b}	
10 nM İrisin	10	0.14 (0.11-0.15)^{c}	
100 nM İrisin	10	0.08 (0.08-0.10)^{b,d}	

(Değerler ortanca (en küçük-en büyük) olarak ifade edildi. a, b, c ve d birbirinden farklı; $^{a,b,c,d}p<0.05$)

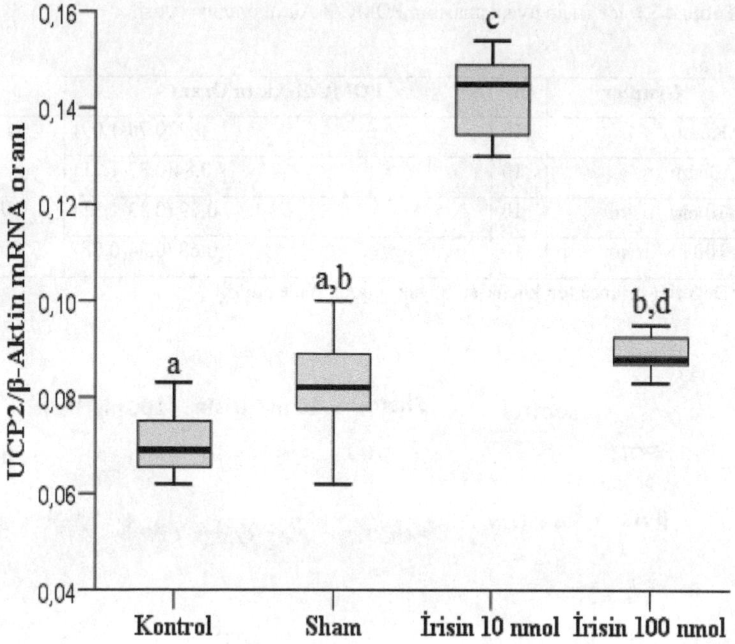

Şekil 4.31. İcv irisin uygulamasının UCP2/β-Aktin mRNA oranına etkisi (Verilerin değerlendirilmesi Kruskal Wallis H testi kullanılarak yapıldı. Çoklu karşılaştırmalar Bonferroni düzeltmeli Mann Whitney U testi ile değerlendirildi. Değerler ortanca (en küçük-en büyük) olarak ifade edildi. a, b, c ve d birbirinden farklı; $^{a,b,c,d}p<0.05$).

4.7. İcv İrisin Uygulanmasının Hipotalamusdaki Protein Seviyeleri Üzerine Etkisi

4.7.1. POMC Protein Seviyesine Etkisi

İrisin uygulaması sonrasında hipotalamustaki POMC protein ifade düzeylerindeki değişiklikler Tablo 4.32 ve Şekil 4.32'da verilmiştir. İcv irisin uygulaması POMC protein ifadesini sadece 10 ve 100 nM irisin uygulanan grupta azalttığı ancak meydana gelen bu azalmanın istatistiksel açıdan anlamlı düzeyde olmadığı görüldü ($p>0.05$).

Tablo 4.32. İcv irisin uygulamasının POMC/β-Aktin oranına etkisi.

Gruplar	n	POMC/β-Aktin Oranı	*p*
Kontrol	10	0.9 (0.75-1.09)	0.075
Sham	10	0.84(0.87-1.21)	
10 nM İrisin	10	0.79 (0.33-1.31)	
100 nM İrisin	10	0.68 (0.34-0.88)	

(Değerler ortanca (en küçük-en büyük) olarak ifade edildi)

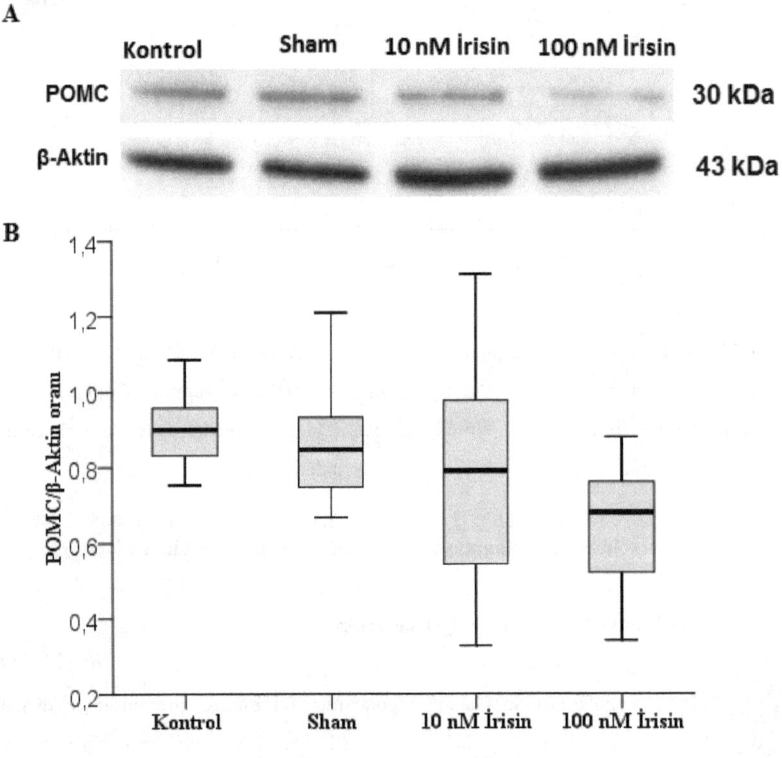

Şekil 4.32. İcv irisin uygulamasının POMC/β-Aktin protein oranına etkisinin Western Blot jel görüntüsü (A) ve POMC bantlarının densimetrik analizinin gösterilmesi (B) (Verilerin değerlendirilmesi Kruskal Wallis H testi kullanılarak yapıldı. Çoklu karşılaştırmalar Bonferroni düzeltmeli Mann Whitney U testi ile değerlendirildi. Değerler ortanca (en küçük-en büyük) olarak ifade edildi).

4.7.2. NPY Protein Seviyesine Etkisi

İrisin uygulamasının hipotalamik NPY protein ifade düzeylerinde meydana getirdiği değişiklikler Tablo 4.33 ve Şekil 4.33'de verilmiştir. Uygulanan irisinin sadece 10 nM'lik konsantrasyonu NPY protein ifadesini istatistiksel olarak anlamlı şekilde arttırdı ($p<0.01$).

Tablo 4.33. İcv irisin uygulamasının NPY/β-Aktin oranına etkisi.

Gruplar	n	NPY/β-Aktin Oranı	*p*
Kontrol	10	0.09 (0.03-0.17)[a]	0.001
Sham	10	0.085(0.03-0.15)[a]	
10 nM İrisin	10	0.34 (0.09-0.66)[b]	
100 nM İrisin	10	0.08 (0.04-0.2)[a]	

(Değerler ortanca (en küçük-en büyük) olarak ifade edildi. a ve b birbirinden farklı; [a,b]$p<0.01$)

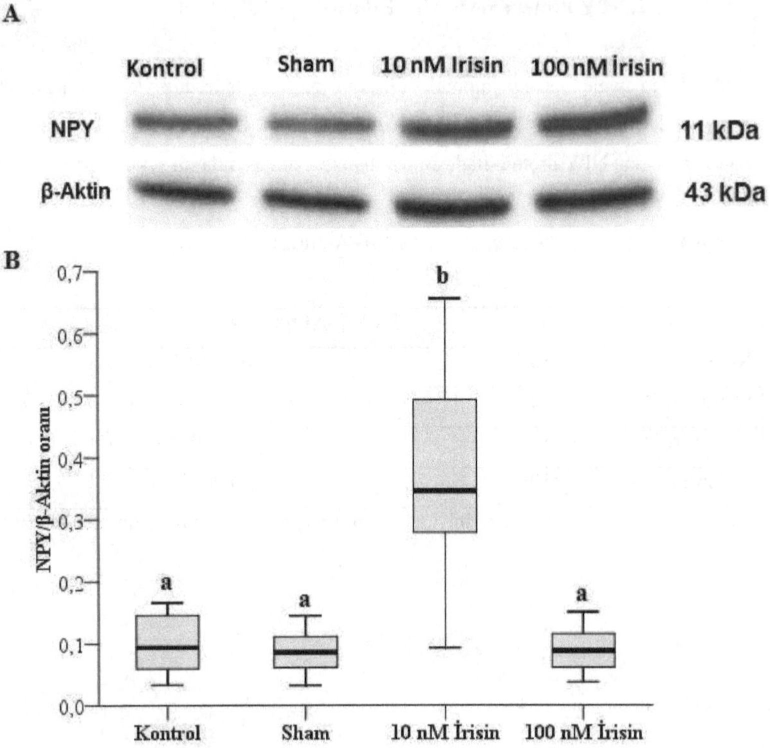

Şekil 4.33. İcv irisin uygulamasının NPY/β-Aktin protein oranına etkisinin Western Blot jel görüntüsü (A) ve NPY bantlarının densimetrik analizinin gösterilmesi (B) (Verilerin değerlendirilmesi Kruskal Wallis H testi kullanılarak yapıldı. Çoklu karşılaştırmalar Bonferroni düzeltmeli Mann Whitney U testi ile değerlendirildi. Değerler ortanca (en küçük-en büyük) olarak ifade edildi. a ve b birbirinden farklı; $^{a,b}p<0.01$).

4.7.3. UCP2 Protein Seviyesine Etkisi

İrisin uygulamasının hipotalamustaki UCP2 protein ifade düzeylerinde meydana getirdiği değişiklikler Tablo 4.34 ve Şekil 4.34'de verilmiştir. İrisinin uygulanan her iki konsantrasyonun da UCP2 protein ifade düzeyinde artışa neden oldu ($p<0.05$).

Tablo 4.34. İcv irisin uygulamasının UCP2/β-Aktin oranına etkisi.

Gruplar	n	UCP2/β-Aktin Oranı	*p*
Kontrol	10	0.54 (0.4-0.85)[a]	0.009
Sham	10	0.63(0.17-1.05)[a]	
10 nM İrisin	10	0.82 (0.73-1.39)[b]	
100 nM İrisin	10	0.92 (0.84-1.35)[b]	

(Değerler ortanca (en küçük-en büyük) olarak ifade edildi. a ve b birbirinden farklı; $^{a,b}p<0.05$)

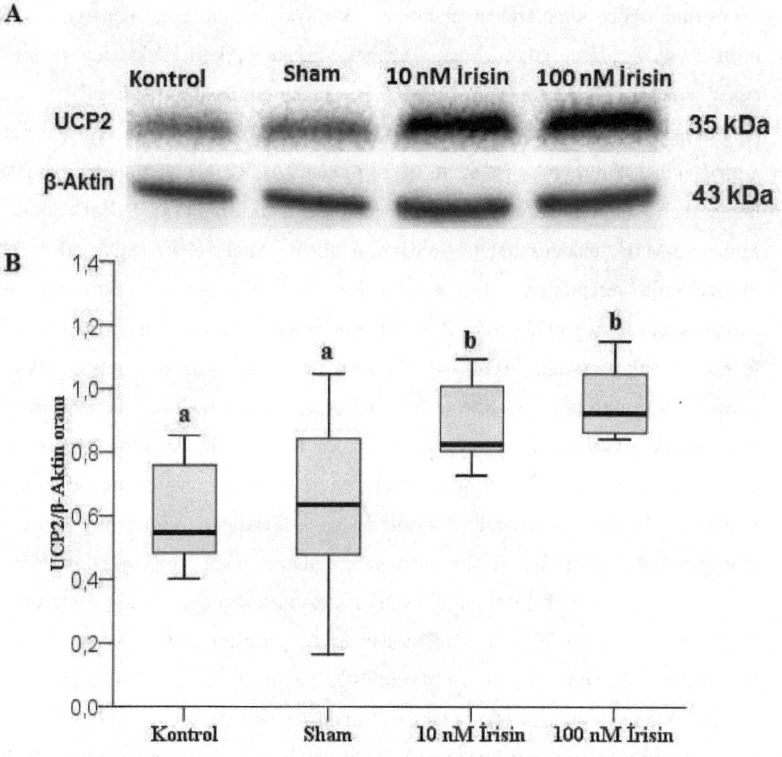

Şekil 4.34. İcv irisin uygulamasının UCP2/β-Aktin protein oranına etkisinin Western Blot jel görüntüsü (A) ve UCP2 bantlarının densimetrik analizinin gösterilmesi (B) (Verilerin değerlendirilmesi Kruskal Wallis H testi kullanılarak yapıldı. Çoklu karşılaştırmalar Bonferroni düzeltmeli Mann Whitney U testi ile değerlendirildi. Değerler ortanca (en küçük-en büyük) olarak ifade edildi. a ve b birbirinden farklı; $^{a,b}p<0.05$).

5. TARTIŞMA

5.1. İrisinin Vücut Ağırlığı, Gıda Alımı ve Su Tüketimi Üzerine Etkileri

Hipotalamus gıda alımının kontrolünde iştah merkezi olarak önemli bir rol oynamaktadır (113). Memeli canlılarda ventromedial hipotalamusun tokluk, lateral hipotalamusun ise açlık sinyallerini alan merkez olduğu bilinmektedir. PVN lezyonları obezite ile sonuçlanırken, lateral hipotalamik alan lezyonları anoreksi ile sonuçlanır (114). Kilo kaybına yanıt olarak lateral hipotalamik alan nöronları uygun şekilde aktive edilir ve beraberinde PVN nöronlarından anoreksijenik sinyal iletiminde meydana gelen azalmayla birlikte gıda alımı artar. Enerji dengesi arkuat çekirdekdeki iki nöron tipiyle denetlenmektedir. Birinci grup POMC ve kokain-amfetaminle düzenleyen transkript (CART) salgılayan nöronlar olup, bu nöronlar besin alımını azaltır ve enerji harcanmasını arttırır. İkinci nöron grubu ise aguti-ilişkili protein (AGRP) ve NPY üreten nöronlardır ve bunlar besin alımını arttırarak enerji harcanmasını azaltır (113). POMC nöronlarından salınan α-MSH, nükleus traktus solitaryusa ulaşan nöral yolları aktive eden PVN'deki melanokortin reseptörlerini (MCR-4) uyarır, bu yolla sempatik aktiviteyi ve enerji harcanmasını arttırır (115). AGRP ise MCR-4 antagonisti olarak davranır (116). İnsülin, leptin ve kolesistokinin, AGRP-NPY nöronlarını baskılayan ve komşu POMC-CART nöronlarını uyaran hormonlardır ve bu yolla besin alımını azaltırlar. Ghrelin ise mideden salgılanarak AGRP-NPY nöronlarını uyarır ve besin alımında artışa neden olur (89). Beslenme davranışında olduğu gibi susama ve su içme davranışlarını denetleyen nöronal sistem de beynin hipotalamik bölgesinde yer almaktadır. Vücut sıvı homeostazının düzenlenmesi hassas bir şekilde ozmoreseptörlerce nöral yolla yapılmaktadır (117). Hipotalamusun SON ve PVN'lerinin ADH sentezinden sorumlu olması, ozmoreseptörlerin AV3V bölgesinin ve SON'ların yakın alanlarında yerleşim göstermesi (89) ve ayrıca bu hipotalamik alanlarda dolaşımı sağlayan BOS'da irisin varlığının bildirilmesi (31), su tüketimi üzerine irisinin de etkili olabileceğini düşündürmektedir.

Mevcut literatürlerde kısmen vücut ağırlığıyla irisin ilişkilendirilmeye çalışılmış ancak irisinin gıda alımı ve su tüketimi üzerine etkisinin araştırıldığı herhangi bir çalışmaya rastlanılmamıştır. Literatürde irisin hakkında bilinenlerin sayısı bilinmeyenlerden oldukça az olup, yapılan çalışmalar genellikle farklı hastalık ve modellerdeki serum irisin seviyesini belirlemeye yöneliktir. Zhang vd, obez Çinli erkekler üzerinde yaptıkları bir çalışmada serum irisin konsantrasyonu ve karaciğer TG düzeyi arasında negatif bir korelasyon olduğunu göstermişdir (118). Obez ve obez olmayan kadın ve erkekler üzerinde yapılan bir çalışmada, obezlerde obez olmayanlara; erkeklerde ise kadınlara kıyasla irisin düzeyinin yüksek olduğu rapor edilmiştir (119). Yapılan bir başka çalışmada ise morbid obez bireylerin dolaşımdaki irisin seviyeleri normal kilolu ve anoreksik hastalara kıyasla yüksek bulunmuştur (120). Moreno vd., yaptıkları çalışmada irisin düzeyi ile obezite arasında zıt bir ilişkinin olduğunu, dolaşımdaki irisin düzeyinin düşük olmasının bel ve kalça bölgesinde yağlanmaya sebep olabileceğini, bunun da obezite ile sonuçlanabileceğini ileri sürmüşlerdir (121). Ayrıca Tip2 DM hastalarda irisin seviyesinin düşük olduğu, hemoglobin A1c (HbA1c) ile irisin arasında negatif bir korelasyonun bulunduğu bildirilmektedir (122). Bu bulgular dolaşımdaki irisin seviyesiyle bazı metabolizma bozuklukları arasında önemli bir ilişkinin olabileceğini göstermektedir (122). Yüksel vd., gestasyonel diabetes mellituslu (GDM) hastalarda maternal ve kordon kanında irisin düzeyinin kontrole göre düşük olduğunu rapor etmiştir (123). GDM hastalar üzerinde yapılan diğer bir çalışmada ise BOS taki irisin düzeyinin anlamlı derecede yüksek olduğu gösterilmiştir (31). Crujeiras vd., irisinin insülin duyarlılığının kontrolünde etkin bir rol alabileceğini vurgulamıştır (124). Ancak bu güne kadar irisin üzerine yapılan çalışmalardan elde edilen sonuçların tam bir uyum içerisinde olduğunu söyleyemeyiz.

Çalışmamızda ilk olarak tüm gruplardaki sıçanların (herhangi bir işleme maruz kalmadan) 1 hafta süresince günlük yem ve su tüketimleri ile vücut ağırlıkları ölçüldü. Gruplar yem, su tüketimleri ve vücut ağırlıkları açısından birbirleriyle karşılaştırıldığında, bu dönemde gruplar arasında herhangi bir farklılığın meydana gelmediği belirlendi. Bu sonuç tüm gruplardaki sıçanların su içme, yeme yönelme ve beslenme davranışları bakımından benzer olduğunu göstermektedir.

Kontrol grubu dışındaki tüm gruplardaki sıçanların sağ lateral ventriküllerine 7. günün sonunda beyin infüzyon kitleri implante edilerek aynı parametrelerin takibine devam edildi. 8-14. günler arasında beyin infüzyon kiti implante edilen tüm sıçanların ortalama tükettikleri yem ve su miktarları ile vücut ağırlıkları, kontrol grubuna kıyasla önemli ölçüde azaldı. Operasyon yapılan gruplar kendi aralarında kıyaslandığında ise bu dönemde (8-14. günler arasında) yem ve su tüketimleri ile vücut ağırlıklarının benzer olduğu görüldü. Ayrıca gruplar kendi içerisinde operasyon yapılmadığı haftayla kıyaslandığında, yem ve su tüketimi ile vücut ağırlıklarının operasyon sonrası ilk günlerde önemli düzeyde azaldığı, ilerleyen günlerde ise sıçanların iyileşmelerine bağlı olarak yem ve su tüketimi ile vücut ağırlığının arttığı gözlendi. Operasyondan hemen sonra sıçanların yem ve su tüketimi ile vücut ağırlığında meydana gelen bu ani azalmanın, yapılan cerrahi operasyona bağlı olarak (ağrı duyusunu arttırmış olabilir) ortaya çıktığını düşünmekteyiz. Zamana bağlı olarak cerrahi operasyondan kaynaklanan bu azalmaların ortadan kalkması sonucu 14. günde sıçanların yem ve su tüketimleri 7. gündekine (operasyon yapılmadan 1 gün önce) benzer tarzdaydı. Sıçanların ağırlıklarında artış olmasına rağmen operasyondan önceki ağırlıklarına ulaşamadığı görüldü. Bu durum ise sıçanların yapılan cerrahi operasyonu yaklaşık 1 hafta içerisinde büyük oranda tolere edebildiklerini ve iyileşme sürecine girerek yem ve su tüketimlerinin tekrar normal seviyesine döndüğünü göstermektedir. Sıçanların yem tüketiminde meydana gelen bu düzelmeyle birlikte hayvanların iyileştiği düşünüldü ve 14. günün sonunda (kontrol grubu hariç) cerrahi girişimle BİK' e bağlı kanülün diğer ucuna ozmotik mini pompalar bağlandı. Yedi gün süresince (15-21. günler) sham grubuna yBOS, uygulama gruplarına ise 10 ve 100 nM irisin infüzyonu (10 μl/saat) gerçekleştirildi. İnfüzyon dönemi olarak adlandırılan 3. hafta da sıçanların günlük yem ve su tüketimleri ile vücut ağırlıklarının ölçümüne devam edildi. Gruplar birbirleriyle kıyaslandığında yapılan irisin infüzyonunun yem tüketimini sham ve kontrol grubuna kıyasla arttırdığı görüldü. Sıçanlardaki su tüketimlerinin irisin infüzyonundan etkilenmeyerek sham ve kontrol grubu ile benzer tarzda olduğu, vücut ağırlıklarının ise kontrol grubuna kıyasla daha az olduğu ancak bu azalmanın istatistiksel olarak anlamlı olmadığı görüldü. İrisin uygulanan gruplar sham grubuyla kıyaslandığında ise vücut ağırlıklarının benzer düzeyde olduğu belirlendi. İrisinin yem ve su tüketimi ile vücut ağırlığında meydana getirdiği etki daha detaylı incelendiğinde ise 15. gün sıçanların tükettikleri yem miktarının 14. güne kıyasla istatistiksel olarak azaldığı belirlendi. Meydana gelen bu azalmanın ozmotik mini pompanın beyin infüzyon kitinin kanülüne takılması için yapılan ikinci cerrahi girişimden kaynaklandığı düşünülmektedir. Sıçanlar, infüzyondan önce tükettikleri yem ve su miktarları ile vücut ağırlıkları açısından karşılaştırıldığında ise irisinin yem tüketimini önemli ölçüde arttırdığı, vücut ağırlığı ve su tüketimini ise etkilemediği belirlendi. İcv irisin uygulanmasının sıçanlarda yem tüketimi ve vücut ağırlığı üzerine meydana getirdiği etki detaylı incelendiğinde, her iki irisin dozu arasında (10 nM ve 100 nM) bir farklılığın olmadığı görüldü. Sonuç olarak merkezi uyguladığımız irisinin hem fizyolojik hemde farmakolojik konsantrasyonda sıçanların yem tüketimini arttırdığı, ancak artan yem tüketimine rağmen vücut ağırlığının bu artıştan etkilenmediği belirlendi. Çalışmamız bu bakımdan özgündür ve sonuçlarımız literatürde bu yönde elde edilen ilk bulgulardan biridir.

5.2. İrisinin Serum Leptin ve Ghrelin Hormonları Üzerine Etkisi

İrisinin yem tüketiminde meydana getirdiği artış peptidin, iştahı arttıran ghrelin ve baskılayan leptin gibi faktörleri etkileyebileceğini düşündürmektedir. İrisinin leptin ve ghrelin hormonları üzerine etkisini belirlemek amacıyla sıçanların serum örneklerinden ilgili hormonların düzeyleri belirlendi. Yaptığımız analizler sonucunda irisin infüzyonuna bağlı olarak serum ghrelin seviyesinin artış gösterdiği, leptin seviyesinde ise azalma meydana geldiği görüldü. Bu etkilerin fizyolojik ve farmakolojik dozda uygulanan irisin için benzer düzeyde olduğu tespit edildi. Mevcut literatürler incelendiğinde, insanlar üzerinde yapılan bir araştırmada dolaşımdaki leptin seviyesi ile irisin seviyesinin pozitif korelasyon gösterdiği (125), başka çalışmada ise bu iki hormon arasında bir ilişki olmadığı ileri sürülmektedir (126). Yapılan bir başka çalışmada ise insan subkutan adipoz doku hücre hattına uygulanan leptinin, irisinin öncüsü olan FNDC5 mRNA seviyesini doz bağımlı olarak azalttığı gösterilmiş ve FNDC5'in adipoz dokudan leptin salgısını düzenleyebileceği fikrini ortaya koymuştur (127). İrisin ile ghrelin arasındaki ilişkiyi göstermeye yönelik çalışmaların sayısı oldukça azdır. Yapılan bir çalışmada insanlardan toplanan serum örneklerinden dolaşımdaki ghrelin ile irisin seviyeleri incelenmiş ve sonuç olarak dolaşımdaki seviyeleri arasında anlamlı bir ilişkinin olmadığı bildirilmiştir (120). Bir başka çalışmada ise serum ghrelin ile irisin seviyesi arasında pozitif bir korelasyonun bulunduğu gösterilmiştir (124). Çalışma sonuçlarımız ile mevcut literatürde sunulan bilgiler arasında uyumluluk olduğu kadar farklılıkların da olduğu görülmektedir. Meydana gelen bu farklılıkların deneysel çalışmanın tasarlanması (*in vitro* ve *in vivo*) ve seçilen denek gruplarının (obez/obez olmayan, insan veya sıçan) farklılığından kaynaklandığını düşünmekteyiz. Ayrıca mevcut literatürlerde farklı hastalık ve modellerde irisin, leptin ve ghrelin gibi hormonların serumdaki seviyeleri ilişkilendirilmeye çalışılmış, bizim çalışmamızda ise sentetik olarak elde edilen irisinin uygulama sonrası ilgili hormonların nasıl etkilendiği sorusuna cevap aranmıştır. Sonuç olarak bizim çalışmamızda artan yem tüketiminin irisinin serum leptin seviyesini baskılaması ve ghrelin seviyesini arttırmasından kaynaklandığı ve irisinin bu hormonlar üzerinden iştahı arttırdığı dikkat çekmektedir.

5.3. İrisinin NPY, POMC mRNA ve Protein Seviyesi Üzerine Etkisi

Serumda artan ghrelin ve azalan leptinin ya NPY/AGRP nöron aktivitesini artırarak ya da POMC/CART nöron aktivitesini baskılayarak iştahın kuvvetli bir şekilde uyarılmasını sağladığı bilinmektedir (128). Çalışmamızda irisin uygulanan gruplarda NPY mRNA seviyesinin kontrol grubuna kıyasla artış gösterdiği ve bu artışın sadece 10 nM olan grupta anlamlı olduğu görüldü. POMC mRNA seviyesinin ise hem kontrol hem de sham grubuna kıyasla azaldığı ancak bu azalmanın anlamlı düzeyde olmadığı belirlendi. Mevcut literatürlerde irisinin NPY ve POMC mRNA seviyeleri üzerine nasıl bir etki oluşturduğu araştırılmamış olup, sonuçlarımız bu yönde elde edilen ilk bulgulardandır. İrisin infüzyonu sonrası sıçanların NPY mRNA seviyesinin arttırması, POMC mRNA seviyesinin ise değişmemesi irisinin iştahı arttırmak için leptin-ghrelin-POMC yerine leptin-ghrelin-NPY yolağını etkilediğini düşündürmektedir. Bu sonuçlar değerlendirildiğinde muhtemel mekanizmanın irisininin leptin seviyesini azaltarak, leptinin NPY nöronları üzerindeki baskılayıcı rolünü ortadan kaldırdığı, aynı zamanda ghrelin seviyesini arttırarak NPY nöronlarını aktive edici tarzda bir etki meydana getirdiği kuvvetle muhtemeldir. Beslenmenin hipotalamik kontrolünde AGRP ve CART nöron faaliyetlerinin de dikkate alınması gereklidir. Çalışmamızda sadece 10 nM uygulanan irisinin NPY mRNA seviyesinde anlamlı bir artış meydana getirmiş olması, irisinin belki de iştah üzerindeki etkilerini AGRP ya da CART nöronları üzerinden ortaya koyabileceğini bizlere düşündürmektedir. Çünkü sıçanların yem tüketiminde meydana gelen artış her iki irisin konsantrasyonu için de benzer düzeydeydi.

Bu genlere ait protein düzeyleri incelendiğinde ise uygulanan irisinin her iki konsantrasyonunda POMC protein seviyesini azalttığı ancak bu azalmanın istatistiksel olarak farklı olmadığı görüldü. NPY protein seviyesine bakıldığında ise 10 nM uygulanan grupta artış olduğu ancak 100 nM uygulanan grupta farklılık olmadığı görüldü. Çalışma sonuçlarımız hipotalamik hücrelerdeki ilgili genlere ait mRNA seviyesinde görülen artışa bağlı olarak protein sentezinde bir artış olduğunu (NPY mRNA seviyesi ile protein seviyesinin artış göstermesi), mRNA seviyesindeki azalmaya bağlı olarak ilgili protein düzeyinde bir azalma (POMC mRNA seviyesi ile protein seviyesinin azalması) olduğunu ve Western Blot protein analiz sonuçlarının RT-PCR sonuçları ile korelasyon gösterdiği görülmektedir. Hücresel olaylar dizisinin son basamağı olan protein sentezi sonuçlarına göre irisinin leptin-ghrelin-POMC yerine leptin-ghrelin-NPY yolağını etkilediği kanısı ayrıca desteklenmektedir.

5.4. İrisinin UCP2 mRNA ve Protein Seviyesi Üzerine Etkisi

UCP'ler mitokondri aktivitesine bağlı olarak miktarları değişim gösteren proteinlerdir. Artan mitokondriyal aktivite hücrenin metabolik olarak aktifliğinin bir göstergesi olarak kabul edilir. Hücrenin enerji ihtiyacına göre mitokondri sayısı değişkenlik sergiler. Örneğin nöronal alanda dağılım gösteren hücrelerin mitokondri sayısı diğer hücre gruplarından yaklaşık 100 kat daha fazladır. Hipotalamik alandaki nörosekretuar hücrelerin aktivasyonuna bağlı olarak mitokondri sayısı ve UCP2 düzeyi artış gösterir. Bizim çalışmamızda irisin infüzyonunun (10 ve 100 nM) UCP2 mRNA seviyesini arttırdığı ancak istatistiksel olarak anlamlı artışın sadece 10 nM irisin uygulanan grupta meydana geldiği belirlendi. Protein seviyesinde ise uygulanan irisinin her iki konsantrasyonunun da artış gösterdiği görüldü. Protein seviyesi ve mRNA düzeyleri bakımından irisinin UCP2 üzerindeki etkisi detaylı incelendiğinde, 10 nM uygulanan irisinin mRNA seviyesini arttırdığı ve bu artışın proteine dönüştüğü görülmektedir. Ancak 100 nM irisin uygulanan grupta mRNA seviyesi az iken; protein seviyesinde istatistiksel olarak önemli bir artış olduğu görülmektedir. Bu durum muhtemelen 100 nM uygulanan grupta protein sentezini tamamladıktan sonra UCP2'ye ait mRNA'nın yıkımlandığından ileri gelmektedir. Çalışmamızda UCP2 seviyesinde meydana gelen artışın hipotalamik alandaki hormon sekresyonuna bağlı olarak gerçekleştiğini düşünmekteyiz. Çünkü hipotalamusdaki nörosekretuar hücrelerce sentezlenen NPY, TRH, AgRP, CART, oksitosin gibi biyoaktif moleküllerin sentezindeki artışa bağlı olarak UCP2'nin de seviyesi artmaktadır. Hipotalamustaki UCP2'nin beslenme davranışıyla ve özellikle NPY ile yakından ilişkili olduğunu gösteren çalışmalar bulunmaktadır. Yapılan bir çalışmada uzun süreli açlığın hipotalamusta NPY ve UCP2 mRNA sentezini uyardığı gösterilmiştir (129). *In vitro* olarak gerçekleştirilen bir çalışmada ise NPY'nin doz ve zaman bağımlı olarak UCP2 mRNA sentezini arttırdığı görülmüş ve beslenme davranışını UCP2 sentezine bağlı olarak artış gösterebileceği ileri sürülmüştür (129). Eksojen ghrelinin uygulamasının UCP2, NPY/AgRP sentez aktivitesini düzenlediği ve böylece gıda alımında artışa neden olduğu ortaya konulmuştur (130). Tüm bu literatürler ışığında irisin uygulamasına bağlı olarak UCP2 mRNA ve protein seviyesinde artış görülmesinin ana nedeni uygulanan irisinin direk ya da dolaylı olarak (ghrelin ve NPY seviyesini arttırarak) UCP2 seviyesini arttırmış olabileceğidir. Çalışmamızda irisin uygulamasının (hem 10 hem de 100 nM uygulanan grupta) yem tüketimini, serum ghrelin seviyesini ve hipotalamik UCP2 protein seviyesini arttırıyor olması, irisinin ghrelin/UCP2 yolağı üzerinden etkilerini gösterdiğini düşündürmektedir.

Sonuç olarak irisinin yem tüketimini arttırdığı ve beslenmenin hipotalamik kontrolünün sağlandığı arkuat nükleus nöronlarını uyardığı belirlenmiştir. Mekanizmanın daha iyi aydınlatılması için ek ve daha kapsamlı ileri çalışmalar yapılmalıdır.

5.5. İrisinin Serum Lipid Profili Üzerine Etkileri

Kardiyovasküler hastalıklar dünya çapında, mortalite ve morbiditenin majör nedeni olma yolunda giderek artan bir rol üstlenmektedir. Kardiyovasküler hastalıkların altında yatan en önemli nedenler ateroskleroz ve sıklıkla eklenen tromboz olarak karşımıza çıkmaktadır (131). Kanda bulunan yüksek düzeydeki kolesterol, yıllar içinde damar duvarında birikir ve damarda daralmaya neden olur (132). Bu nedenle anti-hiperlipidemik tedavi süreçlerinin öncelikli hedefi yüksek kolesterol düzeyini (özellikle LDL seviyesini) kalıcı olarak azaltmak ve HDL değerlerini ise yükseltmektir (133, 134). Obezitenin de ateroskleroz ve kardiyovasküler hastalıkların gelişiminde etkili bir faktör olduğu uzun zamandır bilinmektedir (135, 136). Risk grubu hastaların tedavisinde kan lipid seviyesini düşürmeye yönelik farmakolojik ilaçlar kullanıldığı gibi farmakolojik olmayan tedavi yöntemlerine de başvurulmaktadır. Farmakolojik olmayan tedavi yöntemleri arasında egzersiz sıklıkla karşımıza çıkan bir yöntemdir (137, 138). Düzenli egzersizin serum TG, total kolesterol ve LDL seviyelerini azalttığı HDL seviyesini ise arttırdığı bilinmektedir (139-141). Yapılan çalışmalar lipid metabolizması üzerine egzersizin faydalı etkilerinin, egzersiz tipine ve süresine göre değiştiğini göstermektedirler (142-144). Egzersiz sonrasında dolaşımdaki irisin düzeyinin artması (145), peptidin kan lipidleri üzerine etkilerinin olduğunu düşündürmektedir. İnsanlarda dolaşımdaki irisin seviyesi ve serum lipidleri arasındaki ilişki yapılan az sayıdaki çalışma ile açıklanmaya çalışılmıştır. Panagiotou vd., yaptıkları bir çalışmada irisinin serum HDL düzeyi ile negatif korelasyon içerisinde olduğunu belirtmektedir (146). Bir diğer çalışmada ise dolaşımdaki irisin düzeyinin total kolesterol ve HDL düzeyleri ile negatif korelasyon gösterdiği, TG ve LDL düzeyleriyle ilişkili olmadığı belirtilmektedir (34). Liu vd., insanlarda dolaşımdaki irisin düzeyi ile total kolesterol ve TG düzeyleri arasında ilişkinin olduğunu rapor etmektedir (147). Yapılan çalışmalardan elde edilen sonuçlar birbirleri ile çelişmektedir. Yapılan bu çalışmalarda elde edilen sonuçların benzerlik göstermemesi, çalışmaya gönüllü olarak katılan deneklerin fizyolojik özellikleri ile maruz kaldıkları çevresel faktörlerin (beslenme, yaşam koşulları ve stress gibi) farklılık göstermesinden kaynaklanabileceği düşünülmektedir.

Bizim çalışmamızda sıçanlara kronik irisin uygulamasının serum TG, LDL ve total kolesterol düzeylerinde azalmaya, serum HDL düzeyinde ise artmaya neden olduğu belirlendi. İrisin egzersiz sırasında salınımın arttığı bilinmekte ve söz konusu parametrelerin egzersize bağlı olarak düzenlenebildikleri dikkate alındığında irisinin kan lipid profilini düzenlemesi şaşırtıcı değildir. Çalışma sonuçlarımız ve mevcut literatür bilgileri dikkate alındığında, irisinin obezite ve diğer metabolik hastalıklara karşı koruyucu ve aynı zamanda serum lipidleri üzerine düzenleyici etkilerinin ortaya konulması peptidin özellikle aterosklerotik plak oluşumuna karşı koruyucu bir rol üstlenebileceği fikrini akla getirmektedir. İrisinin söz konusu bu etkileri nasıl ve hangi fizyolojik yolaklar üzerinden gerçekleştirdiği henüz açık değildir. Ancak santral olarak uygulanan irisinin serum lipit profilini değiştirmiş olması, merkezi olarak uygulanan irisinin perifere yansıyan etkilerinden birisini oluşturmaktadır.

6. SONUÇ VE ÖNERİLER

İrisin uygulamasının sıçanlarda gıda alımını arttırması ve vücut ağırlığında değişim meydana getirmemesi, irisinin iştahın düzenlenmesinde önemli bir oyuncu olabileceğini ortaya koymaktadır. Özellikle iştah mekanizmasının düzenlenmesinde rollerinin olduğu bilinen leptin, ghrelin, NPY ve POMC gibi hormonlarla irisinin bir ilişki içerisinde olduğu ve hipotalamusu etkileyerek iştah arttırıcı mekanizmaları devreye soktuğu yapılan bu çalışma ile ortaya konmuştur. Elde edilen bu veriler mevcut literatürde irisinin obeziteyi engellediği fikrini desteklemektedir. Ancak beslenme davranışının kontrolünde NPY ve POMC nöronları dışında AgRP ve CART nöronlarının da önemli görev üstlendiği göz ardı edilmemeli ve irisin ile bu nöronlar arasındaki ilişkiyi açıklamaya yönelik çalışmalar tasarlanarak mekanizma aydınlatılmalıdır. Ayrıca yeni çalışmalar tasarlanarak beynin farklı bölgelerinde irisin sentezinin olup/olmadığı ortaya konulmalıdır. Özellikle immünofloresans boyama yöntemleri kullanılarak NPY/POMC nöronlarında irisinin var olup/olmadığı ortaya konulması mekanizmayı anlamamız açısından oldukça önemlidir. Çalışmamızda sıçanlara kronik irisin uygulamasının serum TG, LDL ve total kolesterol düzeylerinde azalmaya, serum HDL düzeyinde ise artmaya neden olduğu belirlendi. Çalışma sonuçlarımız ve mevcut literatür bilgileri dikkate alındığında, irisinin özellikle aterosklerotik plak oluşumuna karşı koruyucu bir rol üstlenebileceğini söyleyebiliriz. İrisinin söz konusu bu etkileri nasıl ve hangi fizyolojik yolaklar ile gerçekleştirdiği ise henüz açık değildir.

Çalışmadan elde edilen bulgular, irisinin hem gıda alımını artırıcı hem de kan lipid profillerini düzenleyici etkilerinin olduğunu göstermektedir. Ek ve daha kapsamlı yapılacak olan ileriki çalışmalarla irisinin bu etkileri hangi mekanizmalar aracılığıyla gerçekleştirdiğini açıklığa kavuşturabilir. Ayrıca beslenme ve kardiyovasküler fonksiyonlarda irisinin ne gibi roller üstlendiğinin daha detaylı olarak araştırılması, bu fonksiyonlara bağlı olarak ortaya çıkabilecek hastalıkların önlenebilmesi açısından büyük önem arz etmektedir.

KAYNAKLAR

1. Park AJ, Bloom SR. Neuroendocrine control of food intake. *Curr Opin Gastroenterol* 2005, 21(2):228-33.

2. Roa J. Role of GnRH Neurons and Their Neuronal Afferents as Key Integrators between Food Intake Regulatory Signals and the Control of Reproduction. *Int J Endocrinol* 2013, 2013:518046.

3. Robarts DW, Baum MJ. Ventromedial hypothalamic nucleus lesions disrupt olfactory mate recognition and receptivity in female ferrets. *Hormones and Behavior* 2007, 51(1):104-13.

4. Karatsoreos IN, Thaler JP, Borgland SL, Champagne FA, Hurd YL, Hill MN. Food for thought: hormonal, experiential, and neural influences on feeding and obesity. *J Neurosci* 2013, 33(45):17610-6.

5. Strader AD, Woods SC. Gastrointestinal hormones and food intake. *Gastroenterology* 2005, 128(1):175-91.

6. James PT. Obesity: the worldwide epidemic. *Clin Dermatol* 2004, 22(4):276-80.

7. Berthoud HR, Morrison C. The brain, appetite, and obesity. *Annu Rev Psychol* 2008, 59:55-92.

8. Licinio J, Caglayan S, Ozata M, Yildiz BO, de Miranda PB, O'Kirwan F, Whitby R, Liang L, Cohen P, Bhasin S, Krauss RM, Veldhuis JD, Wagner AJ, DePaoli AM, McCann SM, Wong ML. Phenotypic effects of leptin replacement on morbid obesity, diabetes mellitus, hypogonadism, and behavior in leptin-deficient adults. *Proc Natl Acad Sci U S A* 2004, 101(13):4531-6.

9. Riediger T. The receptive function of hypothalamic and brainstem centres to hormonal and nutrient signals affecting energy balance. *Proc Nutr Soc* 2012, 71(4):463-77.

10. Kaji T, Nonogaki K. Role of homeobox genes in the hypothalamic development and energy balance. *Front Biosci (Landmark Ed)* 2013, 18:740-7.

11. Kageyama H, Takenoya F, Hirako S, Wada N, Kintaka Y, Inoue S, Ota E, Ogawa T, Shioda S. Neuronal circuits involving neuropeptide Y in hypothalamic arcuate nucleus-mediated feeding regulation. *Neuropeptides* 2012, 46(6):285-9.

12. Pandit R, la Fleur SE, Adan RA. The role of melanocortins and Neuropeptide Y in food reward. *Eur J Pharmacol* 2013.

13. Kim DH, Woods SC, Seeley RJ. Hypothalamic Akt/PKB signaling in regulation of food intake. *Front Biosci (Schol Ed)* 2012, 4:953-66.

14. Stevens A, Begum G, White A. Epigenetic changes in the hypothalamic pro-opiomelanocortin gene: a mechanism linking maternal undernutrition to obesity in the offspring? *Eur J Pharmacol* 2011, 660(1):194-201.
15. Sinha MK, Opentanova I, Ohannesian JP, Kolaczynski JW, Heiman ML, Hale J, Becker GW, Bowsher RR, Stephens TW, Caro JF. Evidence of free and bound leptin in human circulation. Studies in lean and obese subjects and during short-term fasting. *J Clin Invest* 1996, 98(6):1277-82.
16. Prins JB, O'Rahilly S. Regulation of adipose cell number in man. *Clin Sci (Lond)* 1997, 92(1):3-11.
17. Wilding J, Widdowson P, Williams G. Neurobiology. *Br Med Bull* 1997, 53(2):286-306.
18. Delporte C. Structure and Physiological Actions of Ghrelin. *Scientifica (Cairo)* 2013, 2013:518909.
19. Sharma N, Castorena CM, Cartee GD. Greater insulin sensitivity in calorie restricted rats occurs with unaltered circulating levels of several important myokines and cytokines. *Nutr Metab (Lond)* 2012, 9(1):90.
20. Bostrom P, Wu J, Jedrychowski MP, Korde A, Ye L, Lo JC, Rasbach KA, Bostrom EA, Choi JH, Long JZ, Kajimura S, Zingaretti MC, Vind BF, Tu H, Cinti S, Hojlund K, Gygi SP, Spiegelman BM. A PGC1-alpha-dependent myokine that drives brown-fat-like development of white fat and thermogenesis. *Nature* 2012, 481(7382):463-8.
21. Liu J, Li J, Li WJ, Wang CM. The role of uncoupling proteins in diabetes mellitus. *J Diabetes Res* 2013, 2013:585897.
22. Echtay KS. Mitochondrial uncoupling proteins--what is their physiological role? *Free Radic Biol Med* 2007, 43(10):1351-71.
23. Krauss S, Zhang CY, Lowell BB. The mitochondrial uncoupling-protein homologues. *Nat Rev Mol Cell Biol* 2005, 6(3):248-61.
24. Boss O, Muzzin P, Giacobino JP. The uncoupling proteins, a review. *Eur J Endocrinol* 1998, 139(1):1-9.
25. Kim-Han JS, Reichert SA, Quick KL, Dugan LL. BMCP1: a mitochondrial uncoupling protein in neurons which regulates mitochondrial function and oxidant production. *J Neurochem* 2001, 79(3):658-68.
26. Budd SL, Tenneti L, Lishnak T, Lipton SA. Mitochondrial and extramitochondrial apoptotic signaling pathways in cerebrocortical neurons. *Proc Natl Acad Sci U S A* 2000, 97(11):6161-6.

27. Yamasaki H, Sasaki H, Ogawa K, Shono T, Tamura S, Doi A, Sasahara M, Kawashima H, Nakao T, Furuta H, Nishi M, Nanjo K. Uncoupling protein 2 promoter polymorphism -866G/A affects peripheral nerve dysfunction in Japanese type 2 diabetic patients. *Diabetes Care* 2006, 29(4):888-94.

28. Hong Y, Fink BD, Dillon JS, Sivitz WI. Effects of adenoviral overexpression of uncoupling protein-2 and -3 on mitochondrial respiration in insulinoma cells. *Endocrinology* 2001, 142(1):249-56.

29. Coppola A, Liu ZW, Andrews ZB, Paradis E, Roy MC, Friedman JM, Ricquier D, Richard D, Horvath TL, Gao XB, Diano S. A central thermogenic-like mechanism in feeding regulation: an interplay between arcuate nucleus T3 and UCP2. *Cell Metab* 2007, 5(1):21-33.

30. Andrews ZB, Liu ZW, Walllingford N, Erion DM, Borok E, Friedman JM, Tschop MH, Shanabrough M, Cline G, Shulman GI, Coppola A, Gao XB, Horvath TL, Diano S. UCP2 mediates ghrelin's action on NPY/AgRP neurons by lowering free radicals. *Nature* 2008, 454(7206):846-51.

31. Piya MK, Harte AL, Sivakumar K, Tripathi G, Voyias PD, James S, Sabico S, Al-Daghri NM, Saravanan P, Barber TM, Kumar S, Vatish M, McTernan PG. The identification of irisin in human cerebrospinal fluid: Influence of adiposity, metabolic markers and gestational diabetes. *Am J Physiol Endocrinol Metab* 2014.

32. Phoenix P. Phoenix Pharmaceutical Inc. http://www.phoenixpeptide.com/catalog/advanced_search_result.php?inc_subcat=1&categories_id=22&keywords=irisin&keywords_selected=&x=28&y=11 Son erişim: 03.02.2015.

33. Schumacher MA, Chinnam N, Ohashi T, Shah RS, Erickson HP. The structure of irisin reveals a novel intersubunit beta-sheet fibronectin type III (FNIII) dimer: implications for receptor activation. *J Biol Chem* 2013, 288(47):33738-44.

34. Huh JY, Panagiotou G, Mougios V, Brinkoetter M, Vamvini MT, Schneider BE, Mantzoros CS. FNDC5 and irisin in humans: I. Predictors of circulating concentrations in serum and plasma and II. mRNA expression and circulating concentrations in response to weight loss and exercise. *Metabolism* 2012, 61(12):1725-38.

35. Dun SL, Lyu RM, Chen YH, Chang JK, Luo JJ, Dun NJ. Irisin-immunoreactivity in neural and non-neural cells of the rodent. *Neuroscience* 2013, 240:155-62.

36. Aydin S, Kuloglu T, Eren MN, Celik A, Yilmaz M, Kalayci M, Sahin I, Gungor O, Gurel A, Ogeturk M, Dabak O. Cardiac, skeletal muscle and serum irisin responses to

with or without water exercise in young and old male rats: cardiac muscle produces more irisin than skeletal muscle. *Peptides* 2014, 52:68-73.

37. Aydin S, Kuloglu T, Yilmaz M, Kalayci M, Sahin I, Cicek D. Alterations of irisin concentrations in saliva and serum of obese and normal-weight subjects, before and after 45 min of a Turkish bath or running. *Peptides* 2013, 50:13-8.
38. Handschin C, Spiegelman BM. The role of exercise and PGC1alpha in inflammation and chronic disease. *Nature* 2008, 454(7203):463-9.
39. Austin S, St-Pierre J. PGC1alpha and mitochondrial metabolism--emerging concepts and relevance in ageing and neurodegenerative disorders. *J Cell Sci* 2012, 125(Pt 21):4963-71.
40. Aydin S. Three new players in energy regulation: preptin, adropin and irisin. *Peptides* 2014, 56:94-110.
41. Erickson HP. Irisin and FNDC5 in retrospect: An exercise hormone or a transmembrane receptor? *Adipocyte* 2013, 2(4):289-93.
42. Novelle MG, Contreras C, Romero-Pico A, Lopez M, Dieguez C. Irisin, two years later. *Int J Endocrinol* 2013, 2013:746281.
43. Erden Y. Sıçanlarda intraserebroventriküler irisin uygulamasının beyindeki eşleşme bozucu (uncoupling) protein ailesi üzerine etkileri [Doktora Tezi]. Elazığ: Fırat Üniversitesi; 2014.
44. Kraemer RR, Shockett P, Webb ND, Shah U, Castracane VD. A transient elevated irisin blood concentration in response to prolonged, moderate aerobic exercise in young men and women. *Horm Metab Res* 2014, 46(2):150-4.
45. Moraes C, Leal VO, Marinho SM, Barroso SG, Rocha GS, Boaventura GT, Mafra D. Resistance exercise training does not affect plasma irisin levels of hemodialysis patients. *Horm Metab Res* 2013, 45(12):900-4.
46. Pekkala S, Wiklund PK, Hulmi JJ, Ahtiainen JP, Horttanainen M, Pollanen E, Makela KA, Kainulainen H, Hakkinen K, Nyman K, Alen M, Herzig KH, Cheng S. Are skeletal muscle FNDC5 gene expression and irisin release regulated by exercise and related to health? *J Physiol* 2013, 591(Pt 21):5393-400.
47. Hecksteden A, Wegmann M, Steffen A, Kraushaar J, Morsch A, Ruppenthal S, Kaestner L, Meyer T. Irisin and exercise training in humans - results from a randomized controlled training trial. *BMC Med* 2013, 11:235.
48. Norheim F, Langleite TM, Hjorth M, Holen T, Kielland A, Stadheim HK, Gulseth HL, Birkeland KI, Jensen J, Drevon CA. The effects of acute and chronic exercise on PGC-

1alpha, irisin and browning of subcutaneous adipose tissue in humans. *FEBS J* 2014, 281(3):739-49.

49. Castillo-Quan JI. Parkin' control: regulation of PGC-1alpha through PARIS in Parkinson's disease. *Dis Model Mech* 2011, 4(4):427-9.

50. Cui L, Jeong H, Borovecki F, Parkhurst CN, Tanese N, Krainc D. Transcriptional repression of PGC-1alpha by mutant huntingtin leads to mitochondrial dysfunction and neurodegeneration. *Cell* 2006, 127(1):59-69.

51. Lin J, Wu PH, Tarr PT, Lindenberg KS, St-Pierre J, Zhang CY, Mootha VK, Jager S, Vianna CR, Reznick RM, Cui L, Manieri M, Donovan MX, Wu Z, Cooper MP, Fan MC, Rohas LM, Zavacki AM, Cinti S, Shulman GI, Lowell BB, Krainc D, Spiegelman BM. Defects in adaptive energy metabolism with CNS-linked hyperactivity in PGC-1alpha null mice. *Cell* 2004, 119(1):121-35.

52. Hashemi MS, Ghaedi K, Salamian A, Karbalaie K, Emadi-Baygi M, Tanhaei S, Nasr-Esfahani MH, Baharvand H. Fndc5 knockdown significantly decreased neural differentiation rate of mouse embryonic stem cells. *Neuroscience* 2013, 231:296-304.

53. Moon HS, Dincer F, Mantzoros CS. Pharmacological concentrations of irisin increase cell proliferation without influencing markers of neurite outgrowth and synaptogenesis in mouse H19-7 hippocampal cell lines. *Metabolism* 2013, 62(8):1131-6.

54. O'Bryant SE, Hobson V, Hall JR, Waring SC, Chan W, Massman P, Lacritz L, Cullum CM, Diaz-Arrastia R. Brain-derived neurotrophic factor levels in Alzheimer's disease. *J Alzheimers Dis* 2009, 17(2):337-41.

55. Wrann CD, White JP, Salogiannnis J, Laznik-Bogoslavski D, Wu J, Ma D, Lin JD, Greenberg ME, Spiegelman BM. Exercise induces hippocampal BDNF through a PGC-1alpha/FNDC5 pathway. *Cell Metab* 2013, 18(5):649-59.

56. Spiegelman BM. Banting Lecture 2012: Regulation of adipogenesis: toward new therapeutics for metabolic disease. *Diabetes* 2013, 62(6):1774-82.

57. Erickson KI, Weinstein AM, Lopez OL. Physical activity, brain plasticity, and Alzheimer's disease. *Arch Med Res* 2012, 43(8):615-21.

58. Mattson Mark P. Energy Intake and Exercise as Determinants of Brain Health and Vulnerability to Injury and Disease. *Cell Metabolism* 2012, 16(6):706-22.

59. Kuzmicki M, Telejko B, Lipinska D, Pliszka J, Szamatowicz M, Wilk J, Zbucka-Kretowska M, Laudanski P, Kretowski A, Gorska M, Szamatowicz J. Serum irisin concentration in women with gestational diabetes. *Gynecol Endocrinol* 2014:1-4.

60. Zhang M, Chen P, Chen S, Sun Q, Zeng QC, Chen JY, Liu YX, Cao XH, Ren M, Wang JK. The association of new inflammatory markers with type 2 diabetes mellitus

and macrovascular complications: a preliminary study. *Eur Rev Med Pharmacol Sci* 2014, 18(11):1567-72.

61. Yan B, Shi X, Zhang H, Pan L, Ma Z, Liu S, Liu Y, Li X, Yang S, Li Z. Association of serum irisin with metabolic syndrome in obese Chinese adults. *PLoS One* 2014, 9(4):e94235.

62. Elsen M, Raschke S, Eckel J. Browning of white fat: does irisin play a role in humans? *Journal of Endocrinology* 2014, 222(1):R25-R38.

63. Argyropoulos G, Harper ME. Uncoupling proteins and thermoregulation. *J Appl Physiol (1985)* 2002, 92(5):2187-98.

64. Rousset S, Alves-Guerra MC, Mozo J, Miroux B, Cassard-Doulcier AM, Bouillaud F, Ricquier D. The biology of mitochondrial uncoupling proteins. *Diabetes* 2004, 53 Suppl 1:S130-5.

65. Brand MD, Esteves TC. Physiological functions of the mitochondrial uncoupling proteins UCP2 and UCP3. *Cell Metab* 2005, 2(2):85-93.

66. Garlid KD, Jaburek M, Jezek P. Mechanism of uncoupling protein action. *Biochem Soc Trans* 2001, 29(Pt 6):803-6.

67. Mao W, Yu XX, Zhong A, Li W, Brush J, Sherwood SW, Adams SH, Pan G. UCP4, a novel brain-specific mitochondrial protein that reduces membrane potential in mammalian cells. *FEBS Lett* 1999, 443(3):326-30.

68. Yu XX, Mao W, Zhong A, Schow P, Brush J, Sherwood SW, Adams SH, Pan G. Characterization of novel UCP5/BMCP1 isoforms and differential regulation of UCP4 and UCP5 expression through dietary or temperature manipulation. *FASEB J* 2000, 14(11):1611-8.

69. Tekin S, Erden Y, Etem E, Tektemur A, Kirbag S, Sandal S. Effect of intracerebroventricular irisin injection on the uncoupling protein expression in the rat brain. *Acta Physiologica* 2014, 211:157.

70. Erden Y, Tekin S, Kirbag S, Sandal S. Mitochondrial uncoupling proteins in the brain: Their structure, function and physiological roles. *Medicine Science* 2014.

71. Berardi MJ, Shih WM, Harrison SC, Chou JJ. Mitochondrial uncoupling protein 2 structure determined by NMR molecular fragment searching. *Nature* 2011, 476(7358):109-13.

72. Pebay-Peyroula E, Dahout-Gonzalez C, Kahn R, Trezeguet V, Lauquin GJ, Brandolin G. Structure of mitochondrial ADP/ATP carrier in complex with carboxyatractyloside. *Nature* 2003, 426(6962):39-44.

73. Klingenberg M, Appel M. The uncoupling protein dimer can form a disulfide cross-link between the mobile C-terminal SH groups. *Eur J Biochem* 1989, 180(1):123-31.

74. Arechaga I, Ledesma A, Rial E. The mitochondrial uncoupling protein UCP1: a gated pore. *IUBMB Life* 2001, 52(3-5):165-73.

75. Langin D. Diabetes, insulin secretion, and the pancreatic beta-cell mitochondrion. *N Engl J Med* 2001, 345(24):1772-4.

76. Diano S, Matthews RT, Patrylo P, Yang L, Beal MF, Barnstable CJ, Horvath TL. Uncoupling protein 2 prevents neuronal death including that occurring during seizures: a mechanism for preconditioning. *Endocrinology* 2003, 144:5014-21.

77. Wu Z, Puigserver P, Andersson U, Zhang C, Adelmant G, Mootha V, Troy A, Cinti S, Lowell B, Scarpulla RC, Spiegelman BM. Mechanisms controlling mitochondrial biogenesis and respiration through the thermogenic coactivator PGC-1. *Cell* 1999, 98(1):115-24.

78. Andrews ZB, Horvath B, Barnstable CJ, Elsworth J, Yang L, Beal MF, Roth RH, Matthews RT, Horvath TL. Uncoupling protein-2 is critical for nigral dopamine cell survival in a mouse model of Parkinson's disease. *J Neurosci* 2005, 25(1):184-91.

79. Rossmeisl M, Barbatelli G, Flachs P, Brauner P, Zingaretti MC, Marelli M, Janovská P, Horáková M, Syrový I, Cinti S, Kopecký J. Expression of the uncoupling protein 1 from the aP2 gene promoter stimulates mitochondrial biogenesis in unilocular adipocytes in vivo. *European Journal of Biochemistry* 2002, 269(1):19-28.

80. Richard D, Rivest R, Huang Q, Bouillaud F, Sanchis D, Champigny O, Ricquier D. Distribution of the uncoupling protein 2 mRNA in the mouse brain. *J Comp Neurol* 1998, 397(4):549-60.

81. Diano S, Urbanski HF, Horvath B, Bechmann I, Kagiya A, Nemeth G, Naftolin F, Warden CH, Horvath TL. Mitochondrial uncoupling protein 2 (UCP2) in the nonhuman primate brain and pituitary. *Endocrinology* 2000, 141(11):4226-38.

82. Richard D, Clavel S, Huang Q, Sanchis D, Ricquier D. Uncoupling protein 2 in the brain: distribution and function. *Biochem Soc Trans* 2001, 29(Pt 6):812-7.

83. Kong D, Vong L, Parton LE, Ye C, Tong Q, Hu X, Choi B, Bruning JC, Lowell BB. Glucose stimulation of hypothalamic MCH neurons involves K(ATP) channels, is modulated by UCP2, and regulates peripheral glucose homeostasis. *Cell Metab* 2010, 12(5):545-52.

84. Stevanovic DM, Grefhorst A, Themmen AP, Popovic V, Holstege J, Haasdijk E, Trajkovic V, van der Lely AJ, Delhanty PJ. Unacylated ghrelin suppresses grelin-

induced neuronal activity in the hypothalamus and brainstem of male rats. *PLoS One* 2014, 9(5):e98180.

85. Andrews ZB, Liu Z-W, Walllingford N, Erion DM, Borok E, Friedman JM, Tschop MH, Shanabrough M, Cline G, Shulman GI, Coppola A, Gao X-B, Horvath TL, Diano S. UCP2 mediates ghrelin/'s action on NPY/AgRP neurons by lowering free radicals. *Nature* 2008, 454(7206):846-51.
86. Arıncı K, Elhan A. *Anatomi*. Ankara, Güneş Kitapevi, 2001.
87. Sistemi-II İS. Beyin Yarımküreleri ve Beyin. http://sinancanan.blogspot.com.tr/2010/03/insan-sinir-sistemi-2.html Son erişim: 23.01.2015.
88. Kandel ER, Schwartz JH, Jessell TM. *Principles of Neural Science*. United States of America, McGraw-Hill Compenies, 2000.
89. Guyton AC. *Tıbbi Fizyoloji*. İstanbul, Nobel Tıp Kitapevi, 2006.
90. Rago R, Salacone P. Hypothalamus-hypophysis-testicle axis. *Andrological Sciences* 2008, 15(1):13-7.
91. Himms-Hagen J. On raising energy expenditure in ob/ob mice. *Science* 1997, 276(5315):1132-3.
92. Morley JE. Neuropeptide regulation of appetite and weight. *Endocr Rev* 1987, 8(3):256-87.
93. Murakami T, Yamashita T, Iida M, Kuwajima M, Shima K. A short form of leptin receptor performs signal transduction. *Biochem Biophys Res Commun* 1997, 231(1):26-9.
94. Carter S, Caron A, Richard D, Picard F. Role of leptin resistance in the development of obesity in older patients. *Clin Interv Aging* 2013, 8:829-44.
95. Rosenbaum M, Leibel RL, Hirsch J. Medical progress - Obesity. *New England Journal of Medicine* 1997, 337(6):396-407.
96. Ergün A. Obezite, besin alımı vevücut ağırlığının kontrolünde leptin. *Turkiye Klinikleri J Med Sci* 1998, 18:220-5.
97. Mantzoros CS, Moschos S, Avramopoulos I, Kaklamani V, Liolios A, Doulgerakis DE, Griveas I, Katsilambros N, Flier JS. Leptin concentrations in relation to body mass index and the tumor necrosis factor-alpha system in humans. *Journal of Clinical Endocrinology & Metabolism* 1997, 82:3408-13.
98. Kojima M, Hosoda H, Date Y, Nakazato M, Matsuo H, Kangawa K. Ghrelin is a growth-hormone-releasing acylated peptide from stomach. *Nature* 1999, 402(6762):656-60.

99. Gnanapavan S, Kola B, Bustin SA, Morris DG, McGee P, Fairclough P, Bhattacharya S, Carpenter R, Grossman AB, Korbonits M. The tissue distribution of the mRNA of ghrelin and subtypes of its receptor, GHS-R, in humans. *J Clin Endocrinol Metab* 2002, 87(6):2988.

100. Korbonits M, Goldstone AP, Gueorguiev M, Grossman AB. Ghrelin a hormone with multiple functions. *Front Neuroendocrinol* 2004, 25(1):27-68.

101. Kojima M, Kangawa K. Ghrelin: structure and function. *Physiol Rev* 2005, 85(2):495-522.

102. Henson MC, Castracane VD. Leptin in pregnancy: an update. *Biol Reprod* 2006, 74(2):218-29.

103. Moschos S, Chan JL, Mantzoros CS. Leptin and reproduction: a review. *Fertil Steril* 2002, 77(3):433-44.

104. Aydin S, Ozercan H, Aydin S, Ozkan Y, Dagli, Ferda, Oguzoncul F, Geckil H. Biological rhythm of saliva ghrelin in humans. *Biological Rhythm Research* 2006, 37(2):169-77.

105. De Ambrogi M, Volpe S, Tamanini C. Ghrelin: central and peripheral effects of a novel peptydil hormone. *Med Sci Monit* 2003, 9:217-24.

106. Tschöp M, Smiley D, Heiman ML. Ghrelin induces adiposity in rodents. *Nature* 2000, 407:908-13.

107. Donato V, Pisani GB, Trumper L, Monasterolo LA. Effects of "in vivo" administration of baclofen on rat renal tubular function. *Eur J Pharmacol* 2013, 715(1-3):117-22.

108. Tekin S, Sandal S, Beytur A, Seker FB, Yildiz S, Yilmaz B. Chronic central infusion of apelin-13 suppresses testosterone levels by suppressing LH release in rats. Joint Congress of FEPS and Turkish Society of Physiological Sciences; Turkey: Acta Physiologica; 2011. p. 686.

109. Alzet. http://www.alzet.com/products/guide_to_use/cfs_preparation.html 10.09.2014.

110. Paxinos G, Watson C. *The Rat Brain in Stereotaxic Coordinates , 7th Edition*. London, UK, Academic Press, 2013.

111. Tekedereli I, Alpay SN, Tavares CD, Cobanoglu ZE, Kaoud TS, Sahin I, Sood AK, Lopez-Berestein G, Dalby KN, Ozpolat B. Targeted silencing of elongation factor 2 kinase suppresses growth and sensitizes tumors to doxorubicin in an orthotopic model of breast cancer. *PLoS One* 2012, 7(7):e41171.

112. Tekedereli I, Alpay SN, Akar U, Yuca E, Ayugo-Rodriguez C, Han HD, Sood AK, Lopez-Berestein G, Ozpolat B. Therapeutic silencing of Bcl-2 by systemically administered siRNA nanotherapeutics inhibits tumor growth by autophagy and

apoptosis and enhances the efficacy of chemotherapy in orthotopic xenograft models of ER (-) and ER (+) breast cancer. *Mol Ther Nucleic Acids* 2013, 2:e121.

113. Schwartz MW, Woods SC, Porte D, Seeley RJ, Baskin DG. Central nervous system control of food intake. *Nature* 2000, 404(6778):661-71.

114. Sims JS, Lorden JF. Effect of paraventricular nucleus lesions on body weight, food intake and insulin levels. *Behav Brain Res* 1986, 22(3):265-81.

115. Hadley ME, Haskell-Luevano C. The proopiomelanocortin system. *Ann N Y Acad Sci* 1999, 885:1-21.

116. Adan RA, Tiesjema B, Hillebrand JJ, la Fleur SE, Kas MJ, de Krom M. The MC4 receptor and control of appetite. *Br J Pharmacol* 2006, 149(7):815-27.

117. Bourque CW, Oliet SH. Osmoreceptors in the central nervous system. *Annu Rev Physiol* 1997, 59:601-19.

118. Zhang H-J, Zhang X-F, Ma Z-M, Pan L-L, Chen Z, Han H-W, Han C-K, Zhuang X-J, Lu Y, Li X-J, Yang S-Y, Li X-Y. Irisin is inversely associated with intrahepatic triglyceride contents in obese adults. *Journal of Hepatology* 2013, 59(3):557-62.

119. Crujeiras AB, Pardo M, Arturo RR, Santiago NC, Zulet MA, Martinez JA, Casanueva FF. Longitudinal variation of circulating irisin after an energy restriction-induced weight loss and following weight regain in obese men and women. *Am J Hum Biol* 2014, 26(2):198-207.

120. Stengel A, Hofmann T, Goebel-Stengel M, Elbelt U, Kobelt P, Klapp BF. Circulating levels of irisin in patients with anorexia nervosa and different stages of obesity – Correlation with body mass index. *Peptides* 2013, 39(0):125-30.

121. Moreno-Navarrete JM, Ortega F, Serrano M, Guerra E, Pardo G, Tinahones F, Ricart W, Fernandez-Real JM. Irisin Is Expressed and Produced by Human Muscle and Adipose Tissue in Association With Obesity and Insulin Resistance. *Journal of Clinical Endocrinology & Metabolism* 2013, 98(4):E769-E78.

122. Sanchis-Gomar F, Perez-Quilis C. Irisinemia: a novel concept to coin in clinical medicine? *Ann Nutr Metab* 2013, 63(1-2):60-1.

123. Yuksel MA, Oncul M, Tuten A, Imamoglu M, Acikgoz AS, Kucur M, Madazli R. Maternal serum and fetal cord blood irisin levels in gestational diabetes mellitus. *Diabetes Res Clin Pract* 2014.

124. Crujeiras AB, Zulet MA, Lopez-Legarrea P, de la Iglesia R, Pardo M, Carreira MC, Martinez JA, Casanueva FF. Association between circulating irisin levels and the promotion of insulin resistance during the weight maintenance period after a dietary weight-lowering program in obese patients. *Metabolism* 2014, 63(4):520-31.

125. Palacios-Gonzalez B, Vadillo-Ortega F, Polo-Oteyza E, Sanchez T, Ancira-Moreno M, Romero-Hidalgo S, Meraz N, Antuna-Puente B. Irisin levels before and after physical activity among school-age children with different BMI: a direct relation with leptin. *Obesity (Silver Spring)* 2015, 23(4):729-32.

126. Viitasalo A, Atalay M, Pihlajamaki J, Jaaskelainen J, Korkmaz A, Kaminska D, Lindi V, Lakka TA. The 148 M allele of the PNPLA3 is associated with plasma irisin levels in a population sample of Caucasian children: The PANIC Study. *Metabolism* 2015, 64(7):793-6.

127. Gutierrez-Repiso C, Garcia-Serrano S, Rodriguez-Pacheco F, Garcia-Escobar E, Haro-Mora JJ, Garcia-Arnes J, Valdes S, Gonzalo M, Soriguer F, Moreno-Ruiz FJ, Rodriguez-Canete A, Martinez-Ferriz A, Santoyo JS, Perez-Valero V, Garcia-Fuentes E. FNDC5 could be regulated by leptin in adipose tissue. *Eur J Clin Invest* 2014, 44(10):918-25.

128. Joly-Amado A, Cansell C, Denis RG, Delbes AS, Castel J, Martinez S, Luquet S. The hypothalamic arcuate nucleus and the control of peripheral substrates. *Best Pract Res Clin Endocrinol Metab* 2014, 28(5):725-37.

129. Tang Z, Sun C, Yan A, Wu S, Qin C, Zhang Y, Li W. Genes involved in fatty acid metabolism: molecular characterization and hypothalamic mRNA response to energy status and neuropeptide Y treatment in the orange-spotted grouper Epinephelus coioides. *Mol Cell Endocrinol* 2013, 376(1-2):114-24.

130. Verhulst PJ, Janssen S, Tack J, Depoortere I. Role of the AMP-activated protein kinase (AMPK) signaling pathway in the orexigenic effects of endogenous ghrelin. *Regul Pept* 2012, 173(1-3):27-35.

131. Shah PK. *Risk Factors in Coronary Artery Disease*. New York, US, Taylor & Francis Group, 2006.

132. Welty FK. How do elevated triglycerides and low HDL-cholesterol affect inflammation and atherothrombosis? *Curr Cardiol Rep* 2013, 15(9):400.

133. Members NWG, Morrow DA, Cannon CP, Jesse RL, Newby LK, Ravkilde J, Storrow AB, Wu AHB, Christenson RH. National Academy of Clinical Biochemistry Laboratory Medicine Practice Guidelines: Clinical Characteristics and Utilization of Biochemical Markers in Acute Coronary Syndromes. *Circulation* 2007, 115(13):e356-e75.

134. Rader DJ, Hovingh GK. HDL and cardiovascular disease. *The Lancet* 2014, 384(9943):618-25.

135. Ginsberg HN, MacCallum PR. The obesity, metabolic syndrome, and type 2 diabetes mellitus pandemic: Part I. Increased cardiovascular disease risk and the importance of atherogenic dyslipidemia in persons with the metabolic syndrome and type 2 diabetes mellitus. *J Cardiometab Syndr* 2009, 4(2):113-9.

136. Micic D, Polovina S. [Obesity and coronary heart disease: the mechanism of atherogenic impact]. *Med Pregl* 2009, 62 Suppl 3:43-6.

137. Choi YY, Kim KY. Effects of physical examination and diet consultation on serum cholesterol and health-behavior in the Korean pilots employed in commercial airline. *Ind Health* 2013, 51(6):603-11.

138. Caro J, Navarro I, Romero P, Lorente RI, Priego MA, Martinez-Hervas S, Real JT, Ascaso JF. Metabolic effects of regular physical exercise in healthy population. *Endocrinol Nutr* 2013, 60(4):167-72.

139. Cesa CC, Sbruzzi G, Ribeiro RA, Barbiero SM, de Oliveira Petkowicz R, Eibel B, Machado NB, Marques RD, Tortato G, Dos Santos TJ, Leiria C, Schaan BD, Pellanda LC. Physical activity and cardiovascular risk factors in children: meta-analysis of randomized clinical trials. *Prev Med* 2014, 69C:54-62.

140. Ridker PM. LDL cholesterol: controversies and future therapeutic directions. *Lancet* 2014, 384(9943):607-17.

141. Yalın S, Gök H. Egzersiz ve lipidler. *Türk Kardiyol Dern Arş* 2001, 29:762-9.

142. Cullinane E, Lazarus B, Thompson PD, Saratelli A, Herbert PN. Acute effects of a single exercise session on serum lipids in untrained men. *Clinica Chimica Acta* 1981, 109(3):341-4.

143. Enger SC, Herbjornsen K, Erikssen J, Fretland A. High density lipoproteins (HDL) and physical activity: the influence of physical exercise, age and smoking on HDL-cholesterol and the HDL-/total cholesterol ratio. *Scand J Clin Lab Invest* 1977, 37(3):251-5.

144. Kokkinos PF, Fernhall B. Physical activity and high density lipoprotein cholesterol levels: what is the relationship? *Sports Med* 1999, 28(5):307-14.

145. Daskalopoulou SS, Cooke AB, Gomez YH, Mutter AF, Filippaios A, Mesfum ET, Mantzoros CS. Plasma irisin levels progressively increase in response to increasing exercise workloads in young, healthy, active subjects. *Eur J Endocrinol* 2014, 171(3):343-52.

146. Panagiotou G, Mu L, Na B, Mukamal KJ, Mantzoros CS. Circulating irisin, omentin-1, and lipoprotein subparticles in adults at higher cardiovascular risk. *Metabolism* 2014, 63(10):1265-71.

147. Liu JJ, Wong MD, Toy WC, Tan CS, Liu S, Ng XW, Tavintharan S, Sum CF, Lim SC. Lower circulating irisin is associated with type 2 diabetes mellitus. *J Diabetes Complications* 2013, 27(4):365-9.

EKLER

EK.1. Etik Kurul Belgesi

İNÖNÜ ÜNİVERSİTESİ
TIP FAKÜLTESİ
DENEY HAYVANLARI ETİK KURULU KARARI

Toplantı Tarihi	: 26-02-2014
Toplantı Yeri	: Tıp.Fak.Toplantı Salonu-Malatya
Araştırma Protokol no.su	: 2014/A-17
Deneyde Kullanılacak Hayvanın Türü	: *Sıçan*
Deneyde Kullanılacak Hayvanın Soyu	: *Wistar albino*
Deneyde Kullanılacak Hayvanın Cinsiyeti	: ☒E ☐D ☐Farketmez
Deneyde Kullanılacak Hayvanın Sayısı	:40 Adet
Deneyde Kullanılacak Hayvanın Yaşı ve Ağırlığı	: 4-6 aylık, 250–280 gr

Arş. Gör. Suat TEKİN'in yürütücüsü olduğu **"Beslenmenin Hipotalamik Kontrolünde İrisin Hormonunun Etkilerinin Araştırılması"** isimli 2014/A-17 Protokol no.lu çalışmanın dosyası incelendi.

Adı geçen araştırmanın; araştırma protokolüne tamamen uyulmak, İnönü Üniversitesi Tıp Fakültesi Deney Hayvanları Etik Kurul Yönergesi'nde belirtilen hususlar yerine getirilmek ve sorumluluk araştırıcılara ait olmak üzere çalışmanın yapılmasında herhangi bir etik sakınca bulunmadığına oy birliği ile karar verildi.

Doç.Dr.M.Arif ALADAĞ Başkan	Prof. Dr. Nigar VARDI Üye	Araştırmacı Doç. Dr. Yılmaz ÇİĞREMİŞ Üye
Vet.Hek.M.Zafer BOZDAĞ Üye	Yrd.Doç.Dr.Mehmet KARATAŞ Üye	Yrd.Doç.Dr. Mustafa KARAKAPLAN Üye
Salih AVCI Sivil Üye Katılmadı	Ahmet GÖNÜLLÜOĞLU Sivil Üye Katılmadı	

EK.2. *β–aktin* Gen Dizilimi

Sıçan *β–aktin* geninin 1293 baz çiftinden oluşan mRNA dizilimi ve primerlerin dizilimdeki yerleri gösterilmiştir. Gen Bankası Kayıt No: NM_031144.3

1 gtcgagtccgcgtccacccgcgagtacaaccttcttgcagctcctccgtcgccggtccac

61 acccgccaccagttcgccatggatgacgatatcgctgcgctcgtcgtcgacaacggctcc

121 ggcatgtgcaaggccggcttcgcgggcgacgatgctccccgggccgtcttcccctccatc

181 gtgggccgccctaggcaccagggtgtgatggtgggtatgggtcagaaggactcctacgtg

241 ggcgacgaggcccagagcaagagaggcatcctgaccctgaagtaccccattgaacacggc

301 attgtcaccaactgggacgatatggagaagatttggcaccacactttctacaatgagctg

361 cgtgtggcccctgaggagcaccctgtgctgctcaccgaggcccctctgaaccctaaggcc

>>>>>>>>>

421 aaccgtgaaaagatgacccagatcatgtttgagaccttcaacaccccagccatgtacgta

>>>>>>>>>>>>> <<<<<<<<<

481 gccatccaggctgtgttgtccctgtatgcctctggtcgtaccactggcattgtgatggac

<<<<<<<<<<<<

541 tccggagacggggtcacccacactgtgcccatctatgagggttacgcgctccctcatgcc

601 atcctgcgtctggacctggctggccgggacctgacagactacctcatgaagatcctgacc

661 gagcgtggctacagcttcaccaccacagctgagagggaaatcgtgcgtgacattaaagag

721 aagctgtgctatgttgccctagacttcgagcaagagatggccactgccgcatcctcttcc

781 tccctggagaagagctatgagctgcctgacggtcaggtcatcactatcggcaatgagcgg

841 ttccgatgccccgaggctctcttccagccttccttcctgggtatggaatcctgtggcatc

901 catgaaactacattcaattccatcatgaagtgtgacgttgacatccgtaaagacctctat

961 gccaacacagtgctgtctggtggcaccaccatgtacccaggcattgctgacaggatgcag

1021 aaggagattactgccctggctcctagcaccatgaagatcaagatcattgctcctcctgag

1081 cgcaagtactctgtgtggattggtggctctatcctggcctcactgtccaccttccagcag

1141 atgtggatcagcaagcaggagtacgatgagtccggcccctccatcgtgcaccgcaaatgc

1201 ttctaggcggactgttactgagctgcgttttacaccctttctttgacaaaacctaacttg

1261 cgcaaaaaaaaaaaaaaaaaaaaaaaaaaaa

>>>>>> İleri primer

<<<<<< Geri primer

EK.3. *NPY* Gen Dizilimi

Sıçan *NPY* geninin 567 baz çiftinden oluşan mRNA dizilimi ve primerlerin dizilimdeki yerleri gösterilmiştir. Gen Bankası Kayıt No:NM_012614.2

```
  1 gacccgctctacgcatcccaccggtggagctcattcctcgcagaggcgcccagagcagag

 61 cacccgctgcgcagagaccacagcccgcccgccatgatgctaggtaacaaacgaatgggg

121 ctgtgtggactgaccctcgctctatccctgctcgtgtgtttgggcattctggctgagggg

181 tacccctccaagccggacaatccgggcgaggacgcgccagcagaggacatggccagatac

241 tactccgctctgcgacactacatcaatctcatcaccagacagagatatggcaagagatcc

301 agccctgagacactgatttcagatctcttaatgagagaaagcacagaaaatgcccccaga

361 acaaggcttgaagacccttccatgtggtgatgggaaatgaaacttgctctcctgactttt

421 cctagtttcccccacatctcatctcatcctgtgaaaccagtctgcctgtcccaccaatg
           >>>>>>>>>>>>>>>>>>>>
481 catgccaccaccaggctggattccgacccatttcccttgttgtcgttgtatatatgtgtg
        <<<<<<<<<<<<<<<<<<<
541 tttaaataaagtatcatgcattcaaaa
```

>>>>>> İleri primer
<<<<<< Geri primer

EK.4. *POMC* Gen Dizilimi

Sıçan *POMC* geninin 967 baz çiftinden oluşan mRNA dizilimi ve primerlerin dizilimdeki yerleri gösterilmiştir. Gen Bankası Kayıt No:NM_0139326.2

1 ggggataacgggaggcgacggaggagaaaagaggttaaggagcagtgactaagagaggcc

61 actgaacatcttcgtcctcagagagctgcctttccgcgacagagcctcagccacctggaa

121 gatgccgagattctgctacagtcgctcaggggccctgctgctggccctcctgcttcagac

181 ctccatagacgtgtggagctggtgcctggagagcagccagtgccaggacctcaccacgga

>>>>>>>>>>>>>>>>>

241 aagcaacctgctggcttgcatccgggcctgcagactcgacctctcggcggagacgcccgt

>>> <<<<<<<<<<<<<<<<<<<

301 gtttccaggcaacggagatgaacagcccttgactgaaaatccccggaagtacgtcatggg

361 tcacttccgctgggaccgcttcggccccagaaacagcagcagtgctggcggctcagcgca

421 gaggcgtgcggaggaagagacggcgggggagatggccgtccggagccaagtccacggga

481 gggcaagcgctcctactccatggagcacttccgctggggcaagccggtgggcaagaagcg

541 gcgccctgtgaaggtgtaccccaatgtcgccgagaacgagtcggccgaggcctttcccct

601 agagttcaagagggagctggaaggcgagcagcctgatggcttggagcacgtcctggagcc

661 ggataccgagaaggccgacgggccctatcgggtggagcacttccgctggggcaacccgcc

721 caaggacaagcgctacggcggcttcatgacctccgagaagagccagacgcccctggtgac

781 gctcttcaagaacgccatcatcaagaacgcgcacaagaagggccagtgagggtgcagggg

841 tcttctcactccaaggccccctccctgcatgggcgagagcacctgacctccagcctctta

901 gagttacctgtagttaggaaataaaacctttcagacttaaaaaaaaaaaaaaaaaaaaaa

961 aaaaaaa

>>>>>> İleri primer

<<<<<< Geri primer

EK.5. *UCP2* Gen Dizilimi

Sıçan *UCP2* geninin 1575 baz çiftinden oluşan mRNA dizilimi ve primerlerin dizilimdeki yerleri gösterilmiştir. Gen Bankası Kayıt No:NM_AB010743.1

1 atcgcttgcttcttgggcagccaccgccgccgtcggacctagccgtctgcactcctgtgt

61 tctcctgtgtattctcctgcggtccggacacaatagtatgatctttaagtgtttcgtctc

121 ccagacattttctatgggaaatcaaggggatcaggccatgatagccactggcagctttga

181 agaacgggacacctttagagaagcttgatcttggaggcctcagcgtgagacctcaaagca

241 ccctcccgactccggcagagttcctctgtctcgtcttgacgattgaaggtccccactgct

301 tcagtttttctccatcttctgggaggtagcaggaagtcagaatcatggttggtttcaagg

361 ccaccgatgtgcccccacagccaccgtgaagttcctgggggctgggacagcagcctgta

421 ttgcagatctcatcactttccctctagacaccgccaaagtccggctgcagatccaaggag

481 agagtcaagggctagcgcgcaccgccgccagcgcccagtaccgcggcgtgctgggcacca

541 tcctaaccatggtgcgcactgagggtccgcgcagcctctacaatgggctggtcgccggcc

601 tacagcgccagatgagctttgcctccgtccgcattggcctctacgactctgtaaagcagt

661 tctacaccaagggctcagagcatgcaggcattgggagccgcctcctggcaggtagcacca

721 caggtgccctggctgtggctgtggcccaacctacagatgtggtaaaggtccgcttccagg

781 cccaggcccgggctggcggtggtcggagataccagagcactgtcgaagcctacaagacca

841 ttgcacgagaggaagggatccggggcctctggaaagggacctctcccaatgttgcccgaa

901 atgccattgtcaactgtactgagctggtgacctatgacctcatcaaagatactctcctga

961 aagccaacctcatgacagacgacctcccttgccacttcacttctgccttcggggcgggct

1021 tctgcaccaccgtcattgcctcccccgttgatgtggtcaagacgagatatatgaactctg

1081 ccttgggccagtaccacagcgccggccactgtgccctgaccatgctccggaaggaggggc

>>>>>>>>>>>>>>>>>>

1141 cccgaaccttctacaaggggttcatgccttccttcctccgcttgggatcctggaacgtag

<<<<<<<<<<<<<<<<<<<<

1201 taatgtttgtcacctatgagcagctcaaaagggccctgatggctgcctatgaatcccggg

1261 aggcaccctttgagcctctccagctgatgacctggaccctgctccccattcctgccctg

1321 tcttttccttcatcctctgcccagccccaacctcttcccatttcccacactccaactccc

1381 ttcccagctcatctccctatacctcctcagcaaggaggccttaccctagcacatctcact

1441 atgcctcctcagcgaggaggcctgaccccggaccctgcaccctcagtcctgctaacagtt

1501 aagcccaaatcttttgtcctcattcccagcccagcttagccagccttcgcccataaagca

1561 agctccaatgtaaaa

>>>>>> İleri primer

<<<<<< Geri primer

FSC
www.fsc.org
MIX
Papier | Fördert gute Waldnutzung
FSC® C083411

Kolibri 360 GmbH
Ferdinand-Jühlke-Straße 7
99095 Erfurt, Deutschland
produktsicherheit@kolibri360.de

Druck:
CPI Druckdienstleistungen GmbH
im Auftrag der
Kolibri 360 GmbH
Ferdinand-Jühlke-Str. 7
99095 Erfurt